色 盲 检 查 图

色 盲 检 查 图

（第 五 版）

俞自萍　曹　愈　曹　凯　绘著

人民卫生出版社

图书在版编目（CIP）数据

色盲检查图 / 俞自萍等绘著 . —5 版 . —北京：人民卫生出版社，1996
ISBN 978-7-117-02475-4

Ⅰ. 色… Ⅱ. 俞… Ⅲ. 眼科检查 - 色觉试验 - 图谱 Ⅳ. R770.42-64

中国版本图书馆 CIP 数据核字（96）第 13153 号

色 盲 检 查 图
第 五 版

俞自萍　曹　愈　曹　凯　绘著

人民卫生出版社出版发行

(100021 北京市朝阳区潘家园南里 19 号)

网　　址：http://www.pmph.com

E - mail：pmph @ pmph.com

购书热线：010-67605754　010-65264830

010-59787586　010-59787592

人卫印务（北京）有限公司

新 华 书 店 经 销

889 × 1194　　32 开本　　3 印张　　50 千字

1958 年 5 月第 1 版　　2025 年 3 月第 5 版第 78 次印刷

ISBN978-7-117-02475-4/R · 2476　定价：38.00 元

第 五 版 序

《色盲检查图》自 1958 年初版问世以来，已修订出了四版。经广大医务工作者在全国范围内用于征兵、招工和招生体检，获得好评，从而证明了它的实用性与有效性。著者深感荣幸，并在此向大家表示感谢。

第四版出版已经十多年了，它主要应用于先天性色盲的检查，即用于征兵、招工和招生体检工作(过去所有的色盲检查图主要都是作先天性色盲体格检查之用)，第四版图虽有些图如图 10、图 20、图 40 与图 43 可供后天性色盲检查之用，但因图数少，又不集中，故不敷应用。所以，本版图增设第五组图专供后天性色盲检查之用。

后天性色盲检查是医疗上不可缺少的，是临床眼科医生、神经内科、神经外科医生所必需的。因通过后天性色盲的检查，可作为对眼底疾病，如视网膜脉络膜炎、黄斑病变、急慢性视神经炎、视神经萎缩、视乳头水肿、青光眼及神经科的颅脑疾患中侵犯视路及视中枢疾病的诊断、鉴别诊断、预后判断和疗效的验证手段之一。所以对后天性色觉障碍的检查也是十分必要的。因此本版图的改进即：

1. 增加第五组后天性色觉检查图 7 幅　有数字与图形，供不同文化程度对象和儿童使用。

2. 单色辨别图的设制　根据国防部的规定(参考单行本)，特设计了一红、绿、黄、蓝、紫五种单色的辨识图，以供征兵体检时色觉检查之用。

3. 本版图装订的改进　改过去折叠式装订为普通书本式装订，即将检查图左侧固定。根据各方使用者的意见：折叠式书页用时易散开、撕裂，以致图片的失落等等不便，有碍于检查的速度，而且容易损坏，不能耐久应用，因之改为书本式装订。

4．本图更名问题　本图谱原来沿用的《色盲检查图》，今欲改名为《色觉检查图》，因《色盲检查图》顾名思义是检出色盲者，而实际上本图谱检查的目的是测定被检者之色觉是否正常，如不正常则为色觉异常（色觉障碍）。色觉异常者中又有程度轻重之分，概名为"色盲"实在不太妥当。因之自本版图起想更名为《色觉检查图》比较妥切。但又考虑本图谱之名沿用已久，众所周知，况国际上也通用此名（色盲检查图），而且本图谱是卫生部规定为色觉检查之标准本，不便更名，故仍采用《色盲检查图》之旧名。

5．本版图的修订先天性色盲检查部分（体检用）基本保持四版图的本色，而增设的后天性色盲检查图是本人与曹愈（南京玄武医院眼科医师）、曹凯（南京医科大学第一临床医学院眼科医师）共同绘著的，因此增添两位著作者。

本版图的修订，限于著者的水平，仍难免有不妥之处，祈同道指正。

南京医科大学第一附属医院
江苏省人民医院　　眼科　俞自萍

1996 年

第 四 版 序

本图自第一版（1958）问世以来，已有20多年，经过第二版（1963）、第三版（1971），现在是第四版了。在内容方面，虽然每都有或多或少的改进，但以本版的更动为最多。随着祖国社会主义建设事业的迅猛发展，不但在交通运输方面，而且在工农业生产、科学技术、文化教育、医药卫生事业等各个方面，将愈来愈广泛应用颜色科学，也即对颜色视觉的要求愈来愈高。为了适应这方面的需要，本版作了下列一些更动，说明如下：

1．图数增多　本版图由过去的27幅增至50幅，由过去的两组（数字组与图形组）增为四组，即第一组简单数字组（或称甲数字组），第二组几何图形组，第三组图画组与第四组多位数字组（乙数字组）。第一组供大规模体检快速检查之用。第二组供成人文盲体检用，因成人文盲识图能力差，对较复杂的动物图形，其识图的速度不若儿童灵敏，故特增设简单的几何图形组供他们应用。第三组动物图形组供儿童体检之用。第四组多位数字组是供对色觉有较高要求的体检色觉检查如特种兵（海、空军）等体检之用。当然在必要时也可四组通用。

2．后天性色觉异常（后天性色盲）的检查

众所周知，色觉异常可分为先天性与后天性（疾病性），一般色觉检查以先天性色觉异常为主，而本版图特指出并增设检查后天性色觉异常的图。后天性色觉异常如视神经炎、球后视神经炎、视神经萎缩和中心性视网膜脉络膜炎患者，除示教图外不能读其它的图，而对异读的图如图2，正常人读291，先天性色觉异常者读9，后天性者则不能读出图中之数字，即他们既不能读出

291，也不能读9。又如图33，正常人读牛，先天性者读鸡，后天性者则既不能读牛也不能读鸡，借这些图可用来区分先天性与后天性色觉异常者。后天性色觉异常者除有色觉障碍外，尚伴有或多或少的视力障碍与有中心暗点。所以如遇到这种情况，本图尚可以帮助发现疾病，以便及时作更进一步检查，以达到早期诊断与及时治疗，使患者早日恢复健康。

3．色觉异常的分类与程度的划分　本版图对色觉异常的分类，采用一色视（全色盲）与二色视（部分色盲）及三色视（色弱）的分类法。

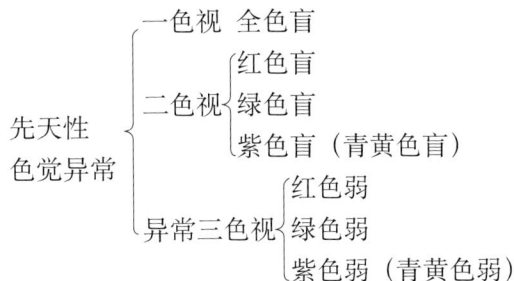

先天性色觉异常
- 一色视　全色盲
- 二色视
  - 红色盲
  - 绿色盲
  - 紫色盲（青黄色盲）
- 异常三色视
  - 红色弱
  - 绿色弱
  - 紫色弱（青黄色弱）

对色觉异常程度轻重方面试作一些改进，即将色盲分为重级（Ⅰ级）与次重级（Ⅱ级）两级，将色弱也分为两级即轻级（Ⅲ级）与极轻级（Ⅳ级），即将色觉异常由过去的分为两级（色盲与色弱）而分为四级（详见说明书第三节）。实际上在这四级中，其间尚有中间过渡型，但因颜色本身极为复杂，色盲又有类型的不同，各个类型要分别一一作精细的划分，实属困难，作者现在的划分也不过是一种粗略的划分，不知是否妥当，请大家批评指正。总之，作者才疏学浅，水平有限，对本版图虽作了一些改进，其间缺点甚至错误仍属不少，希先辈与同道不吝赐教，一一批评指正为恳。

俞自萍

1980 年于南京医学院

《色盲检查图》
（第五版）使用说明

一、光线和物体的颜色

太阳光线是由极其多数的不同波长的电磁波所组成。电磁波波长范围很广，最长的交流电，波长可达数千千米；最短的宇宙射线，波长仅有千兆兆分之几米（$10^{-14}\sim10^{-15}$m）。电磁波中只有 800~400nm（通常是 780~380nm）波长的光线，人眼才能看见，因之将这段范围的波长所构成的光谱叫做可视光谱。最简单的实验是将一束太阳光线通过三棱镜，光线就屈折而成一条彩色光带即光谱（spectrum）。它由红、橙、黄、绿、青、蓝、紫七色所组成。其中波长最长的红色光，居于此可视光谱的一端；最短的是紫色光，居于可视光谱的另一端。它们和其它各色光的波长大体如下：

	波长 (nm)
红色光	750～630
橙色光	630～600
黄色光	600～570
绿色光	570～490
青色光	490～460
蓝色光	460～430
紫色光	430～380

红和紫色光线以外的部分，实际上也有"光谱"，但人眼不能识辨。人眼可见的可视光谱，它的波长范围，因人而稍有不同，因光强度不同也有所差异。在光谱中，从红端到紫端中在两个相邻的波长范围中间带（区）尚可见到各种中间颜色，如红与橙之间的叫橙红；绿与黄之间的叫绿黄；蓝与绿之间的叫蓝绿等。人的视觉在辨识波长的变化方面因波长不同而不同，也因光强度不

同而不同。在某些光谱部位，只要改变波长1nm，便能看出差别；而在多数部位改变要在数nm以上才能看出其变化。人眼大约可辨识出一百多种不同的颜色。总的说，光谱中除了黄（572nm）、绿（503nm）和蓝（478nm）随着光强度的变化而不变化，其它色光都随着光强度增减而稍向红色或紫色变化，例如早晨和傍晚的太阳光并非纯白，而是或多或少带有红黄色，这时的光谱就与太阳白光（如正午的太阳光）的光谱就不太相同（它的红端光线比较多，而紫端光线比较少）；白炽灯、油灯的光谱也是红黄部分较多一些，当然整个光谱也较太阳光谱为微弱。

既知太阳白光是由红、橙、黄、绿、青、蓝、紫等色光组成，但人眼的白光感觉，却未必都由红、橙、黄、绿等七色所成。1765年俄罗斯学者Лмоносов提出白色光和其它色光都可由红、黄、青三种色光合成的臆说，这是三原色理论的开端。至1807年，英国学者Young更正确地提出，光谱中的红、绿、紫三种光线适当的混合，可成白光及其它各色的光（主观上的感觉）。1860年德国学者Helmhotz又加以补充证实就成为Young-Helmhotz理论。此理论认为光谱中的红、绿、紫（或红、绿、蓝）是基本颜色，因为一切颜色和白光都能由此三种光配合而成。其后许多实验又证明，这三种原色不一定是红、绿、蓝三色，也可用其它三种颜色，不过这三种原色中任何一种都不能由其它两种色混合而成。由红、绿、蓝三原色相加产生其它颜色最为方便，所以大家认为红、绿、蓝三种颜色是最好的三原色。实验又证明，白色不一定要由三原色配合而成，只要将红色光和绿色光适当配合，也可成白色；橙色光与青色光适当配合也同样成为白色。如此凡两种色光混合能成白色的，则此两色叫互补色。例如红是绿的补色，绿是红的补色，这就是颜色混合的第一条重要定律。不过必须说明的是，这是指色光的混合而不是颜料的混合，红和绿光适当混合得白色，而红色颜料与绿色颜料混合则成黑色或灰黑色了，这点切不可混淆。

物体的颜色是由物体的反射光或透过光线的波长而决定的。例如当太阳光（白光）照到物体上，物体表面就反射一部分光线而吸收其它部分，如果反射出来的是红色光线，而吸收了黄、橙、绿、青等色的光线，此时我们就感觉那个物体是红色的。又如反射出来的是绿色光线，就感觉那个物体是绿色的。因为物体反射出来的光线常不是单一波长的光线，所以物体的颜色就非常之多了。

透明物体就有些不同了，因透明物体受白光照射时，反射比较少，主要为吸收和透过光线，它们的颜色是由透过光线的波长来决定的。例如，红玻璃主要透过红色光，我们就感觉它是红色的玻璃。另外一种物体由于透过光线与反射光线的波长不同，该物就可呈两种颜色。例如金的薄片（金箔），在光源同侧看，因为它反射黄色光，我们感觉它是黄色的；反之如在它的对侧看，因它透过绿色光，我们则感觉它是绿色的。

白光和黑色，严格地说，都不是颜色。在太阳光下的白色物体，它们是等比例地、几乎全部地反射太阳光线，所以呈白色；如果物体全部吸收太阳光线，那么该物体就呈黑色。实际上，完全反射或完全吸收太阳光线的物体是没有的，因此物体是没有"纯白"或"纯黑"的。介乎黑白两者之间的，就是我们所谓的灰色。事实上，纯灰色的物体也是没有的，因为物体常常不是等比例地吸收或反射光谱上各种波长的色光的缘故。

二、 颜色视觉的理论

人眼非但能辨识物体的形状、大小，且能辨别各种颜色。这种辨别颜色的能力，叫做颜色视觉，通称色觉。关于色觉的理论过去有多种学说，其中最通用的有两种，即 Young-Helmholtz 的三色学说与 Hering 的四色说。

Young-Helmhotz 的 三 色 说 是 Young 根 据 红、绿、蓝三种原色适当混合可以产生各种颜色，从而推想视网膜上有感觉三色的要素，就是感红光的红色要素，感绿光的绿色要素和感蓝光的蓝色要素，各种要素接受一定颜色的刺激而形成色觉。Helmholtz 1860 年又加以补充，认为视网膜上的感色要素，不仅接受一定的颜色刺激，而且多少也能接受它种颜色的刺激。例如红色光主要刺激红色要素，但多少也能刺激绿色要素和蓝色要素；绿色光主要刺激绿色要素，但也能或多或少刺激红色要素和蓝色要素；同样蓝色光主要刺激蓝色要素，但也刺激红色和绿色要素。如此不难了解三种要素中缺乏一种要素时的色觉情况：如缺少红色要素者不能感受红色光线，但此红色光线也能刺激绿色和蓝色要素，因而此人会将红色误认为是它色，例如会误认为绿色。但此人所感觉的绿色也并非正常人所感觉的绿色，因为绿色光线除刺激绿色要素外，也刺激红色和蓝色要素，而此人缺乏红色要素，故其所感觉的绿色，也就和正常人所感觉的绿色不同了。这就不难理解红色盲者何以难于正确辨认绿色，绿色盲者也难于正确地辨别红色了。所以通常把红色盲与绿色盲混称为"红绿色盲"。当然红色盲或绿色盲者对于蓝色也多少难于正确辨认。此三色说最初是臆说，但经近年来各学者的研究，渐渐形成了有解剖、组织、生理学等根据的理论了。

人类视网膜有两种视细胞，即杆体细胞和锥体细胞。前者在暗光下作用，司所谓暗视觉；后者在明亮光线下作用，司明视觉，而且还能辨别颜色。杆体细胞分布于视网膜中心窝以外部分，约有 1 亿多个，愈至周边数目愈多，真正中心小凹处无杆体细胞。锥体细胞约有 600 多万个，主要分布于视网膜视物最敏锐的黄斑部，愈至中心数目愈多，真正中心小凹处只有锥体细胞而无杆体细胞。视网膜各个区域因视细胞分布不同，对颜色感受性也各不相同。正常色觉者视网膜中央部能分辨各种颜色，其外围部分辨色力就逐渐减弱以至消失。

据实验报道，杆体细胞外节段中有视紫红质（rodopsin），它的光谱吸收曲线与暗视觉的视力敏度完全一致。又据 Wald 和 Brown（1958）测定，人杆体细胞光谱吸收曲线与人的暗适应下视力敏度曲线完全一致。这就说明了人眼暗视觉的感光物质（色素）就是视紫红质，它对 385～670nm 波长的光线皆能被漂白，而对 502nm 波长的光线最为敏感。

锥体细胞的感光物质也存在于外节段中。Wald（1937）在鸡视网膜内提出一种视紫质（iodopsin）对 560nm 光波最敏感。又 Wald、Brown 和 Macnichol 等实验证明，视网膜中有一种锥体细胞对红色有最大敏感性，一种对绿色有最大敏感性和一种对蓝色最敏感。富田等人用微电极记录鱼类的单个锥体细胞的电反应，发现红锥体细胞对 611nm、绿锥体细胞对 529nm 和蓝锥体细胞对 462nm 的光发生反应。Marks 测定灵长类动物视网膜也有三种锥体细胞。Rushton 等也发现有红、绿锥体细胞的不同光谱吸收曲线。我国的刘育民等对不同动物视网膜的感光物质测定结果，都证实在锥体细胞的外节段存在上述三种感光物质。以上许多学者的实验都有力地支持三色说学说。

Hering 四色说，是 Hering（1878）所创立的。它假定视网膜中有三对视色素物质，即红视素—绿视素物质、黄视素—蓝视素物质和黑视素—白视素物质。这三对视素物质受光刺激后发生分解（dissimilation）与合成（assimilation）作用，就形成颜色感觉与非彩色的黑白感觉。例如红—绿视素物质，对红光起分解作用，产生红色感觉；绿光起合成作用，产生绿色感觉。对黄—蓝视素物质，黄光起分解作用，产生黄色感觉；蓝光起合成作用，产生蓝色感觉。同样，光线刺激黑—白视素，起分解作用，产生白色感觉；起合成作用则产生黑色感觉。色盲者由于缺乏一对视素物质，如缺红—绿视素就形成红绿色盲，缺乏黄—蓝视素就形成黄蓝色盲（紫色盲）。

以上两种学说，长期以来虽说是并存的，但以三色说占优势，因为它对三原色混合解释地比较完善，所以得到多数学者的支持。

近代根据 Svaetichin 与 Devalois 等在研究灵长类和鱼类动物视网膜和视神经传导通路的实验中，发现有一类细胞对光谱全部波长的光线都起反应，而对波长 575nm 一带的反应最强。根据这个实验，认为这类细胞是司明视觉的，而另一类细胞（视网膜深层细胞即双极细胞和神经节细胞）和外侧膝状体核细胞，对红光发生正电位反应，对绿光发生负电位反应；还有的细胞对黄光发生正电位反应，对蓝光发生负电位反应。因此推想在神经系统中可发生三种反应，即①光反应，②红—绿反应和③黄—蓝反应。后两对反应，红$^+$绿$^-$（红兴奋绿抑制）与黄$^+$蓝$^-$（黄兴奋蓝抑制），这四种兴奋与抑制的对立反应，恰好符合 Hering 的四种感色视素物质，给四色说找到了实验根据。近代学者们综合上述两种学说，设想颜色视觉的过程可以分为两个阶段，即视网膜阶段（第一阶段）与神经传导阶段（第二阶段，也是信息加工阶段）（图Ⅰ）：

第一阶段：视网膜中有三种独立感色物质（色素）或三种锥体细胞，各有选择地吸收光谱各色光的作用，同时又产生黑白反应：即在强光下产生白反应；在无光刺激时，产生黑反应。

第二阶段：在锥体感受器向视中枢传导过程中又重新组合（即信息加工），最后形成三对对立的神经反应，即红—绿、黄—蓝和黑—白反应传入视中枢，产生红、绿、黄、蓝的各种颜色和黑白的感觉。这就是近代所谓阶段学说的理论，即符合 Young-Helmholtz 三色说，也符合 Hering 四色说。

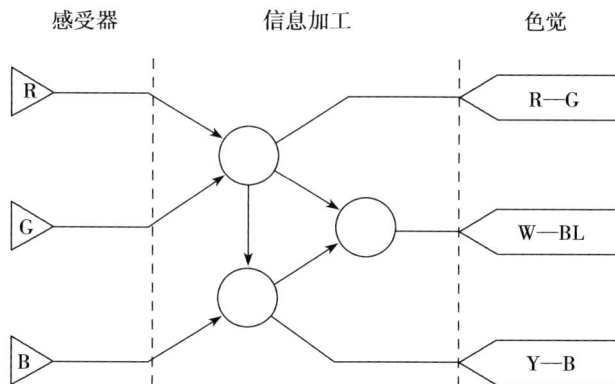

図 I　阶段视色觉机制设想图

三、　色盲与色弱

色觉正常者, 在明处能辨别太阳光谱的红、橙、黄、绿、青、蓝、紫多种色调以至宇宙间万紫千红绚丽的色彩。而色觉异常者, 对于这些色调, 就或多或少不能感觉, 这叫做色觉异常（色觉障碍）, 习惯上称做"色盲"。色盲可分先天性色盲与后天性色盲。

先天性色盲与后天性色盲两者的不同在于前者是一种遗传性眼病, 即在人出生后就具有这种眼病。而后者是原来正常色觉的人, 因为患某些眼底疾病如急、慢性视神经炎、视神经萎缩或黄斑病变、青光眼等眼病所引起的, 所以患者除了有色觉障碍外, 还伴有视力障碍及有中心暗点,而且这种色觉异常也常常是一时性的,就是在疾病过程中呈现的暂时性色盲,一旦疾病痊愈,视力恢复,中心暗点消失,则色觉障碍也随之消失。当然,如果疾病未能完全治愈,病变区(特别是眼底中心部)有器质性损害,则色觉障碍也就不能恢复正常而成为永久性色盲了。所以,可将色觉异常分类如下:

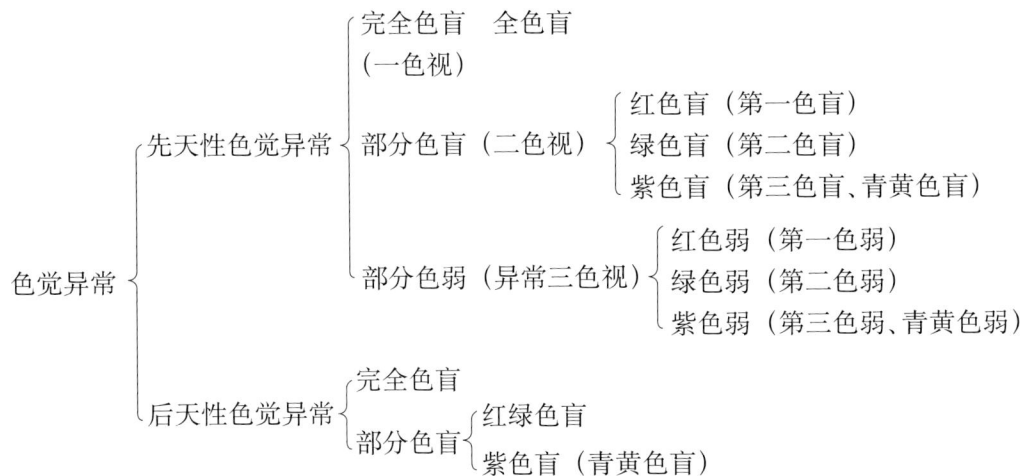

色觉异常
- 先天性色觉异常
  - 完全色盲　全色盲（一色视）
  - 部分色盲（二色视）
    - 红色盲（第一色盲）
    - 绿色盲（第二色盲）
    - 紫色盲（第三色盲、青黄色盲）
  - 部分色弱（异常三色视）
    - 红色弱（第一色弱）
    - 绿色弱（第二色弱）
    - 紫色弱（第三色弱、青黄色弱）
- 后天性色觉异常
  - 完全色盲
  - 部分色盲
    - 红绿色盲
    - 紫色盲（青黄色盲）

先天性完全色盲者不能辨别颜色，看物体只有黑、白和灰色的感觉，似正常人看黑白照片、黑白电视或黑白电影那样。本病又分为杆体一色视（rodmonochromat）与锥体一色视（conechromat）两型。

杆体一色视：这种人很少见，据说10万～20万人中才有一例。其父母常为近亲结婚，他们除不能分辨颜色外，还伴有羞明及眼球震颤，视力常在4.0（0.1）以下。本病据说视网膜无锥体细胞或锥体细胞很稀少且畸变。色盲图检仅能见示教图或部分示教图。

锥体一色视：锥体一色视的人也是极少见的，患者也全无辨色力，色盲图只能读出示教图，但与前者不同的是他们的视力较好，亦无羞明与眼球震颤。

二色视（dichromatism）：为不全色盲或部分色盲。他们除不能辨识某些颜色外与正常人一样，视力良好。其中又可分为红色盲、绿色盲与紫色盲（青黄色盲）。

红色盲（protanopia）：又称第一色盲或甲型色盲。红色盲者不能见光谱中的红色光线，在他们看来，光谱中的红色端缺了一段，光谱就缩短了一段，只能见由黄至蓝色段，而且光谱的亮度也和正常人所见不同：正常人所见最亮的是在黄色部分（波长约在589nm），红色盲所见光谱中最亮的部分是在黄绿部分，又在光谱中见有一个非彩色的部位（"中心点"），位置约在波长490nm处。

红色盲者看颜色的主要错误是对淡红色与深绿色诸色，青蓝色与绛色（紫红色，此色是光谱上所没有的）、紫色不能分辨，而最容易混淆的是红与深绿、蓝与紫。

绿色盲（deuteranopia）：又称第二色盲或乙型色盲。患者看光谱并不像红色盲者缩短一段，但光谱中最亮部位在橙色部分，中心点约在波长500nm处。全部光谱呈淡黄色、灰色和蓝色。绿色盲者不能分辨淡绿与深红，紫与青。绛色与青色虽不混淆，但对绛色与灰色则造成混乱。

紫色盲（tritanopia）：又称第三色盲或丙型色盲，亦称青黄色盲。紫色盲者看光谱在紫色端有些缩短。光谱上最亮部分在黄色部分，且光谱上有两个中性：一个在黄色部位（波长约是580nm），另一个在蓝色部位（波长约470nm）。他们看光谱，似乎只有红与青两种色调。对于黄绿与蓝绿色，绛色与橙红色都不能分辨。紫色盲在二色视中极为罕见，多数为病理性的。

正常人、红色盲、绿色盲所见光谱（图Ⅱ）。

异常三色视（anomalous trichromatism）：分红色弱（第一色弱，protanomalia）、绿色弱（第二色弱，dcuteranomalia）与紫色弱（第三色弱或青黄色弱，tritanomalia）。异常三色视者与正常三色视者之间没有严格的界限，只在辨色能力的程度上存在差别，是色觉障碍中程度最轻型的。他们的视网膜上可能具有三种感色要素，但三种要素的比例与正常人有差别。在用 Rayleigh 均等法（红＋绿＝黄）作颜色码齐（color matching）时，红色弱者需比正常者较多的红；绿色弱者则需要较多的绿；紫色弱者极少见，他们不能辨别蓝绿色，对黄色与白色易混淆。

色觉异常程度的划分：色觉异常存在着程度轻重不同，过去只将此分为色盲与色弱两级。今将色盲分为重级（Ⅰ级）与次重级（Ⅱ级），将色弱分为轻级（Ⅲ组）与极轻级（Ⅳ级），共分四级。

重级（Ⅰ组）者，红绿两色极易混淆，不辨红与绿，故又名红绿色盲。

次重极（Ⅱ级）分红色盲与绿色盲。

红色盲：令读图谱中红绿两色之数字或图形，如图$_{12}$、图$_{13}$，其不能读出图中之红色数字或图形，仅能读出图中绿色之数字或图形。

绿色盲：与红色盲相反，仅能读出图中红色

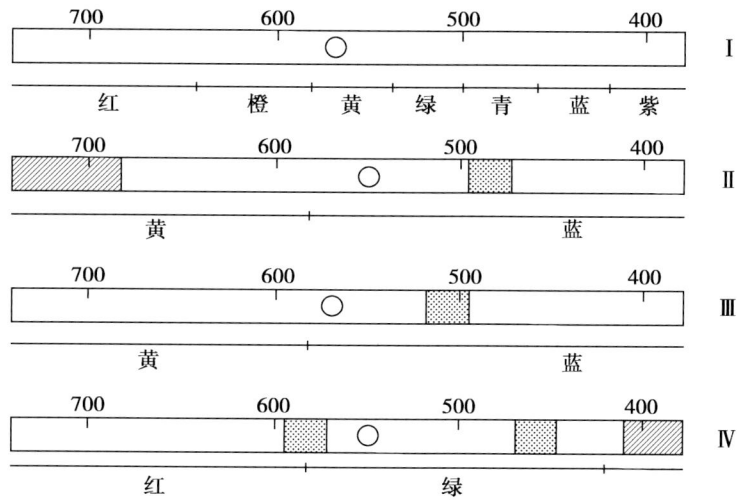

I．正常人所见光谱　　II．红色盲所见光谱　　III．绿色盲所见光谱　　IV．紫色盲所见光谱

○ 光谱中所见亮点　　　中性点　　　看不见的区域

图II　正常人、红色盲、绿色盲所见光谱

部分，而不能读出绿色部分。

轻级（Ⅲ级）分红色弱与绿色弱。

红色弱：读红绿两色图，两者均能读出，但觉图中红色部分模糊难读。

绿色弱：与红色弱相反，红绿部分都能读出，但觉图中绿色部分模糊难读。

极轻级（Ⅳ级）：能读出图中红绿部分，并且一样清楚，但有不能读出部分检查图的情况，是红绿色弱中之最轻型者。

先天性红绿色觉异常程度划分表：

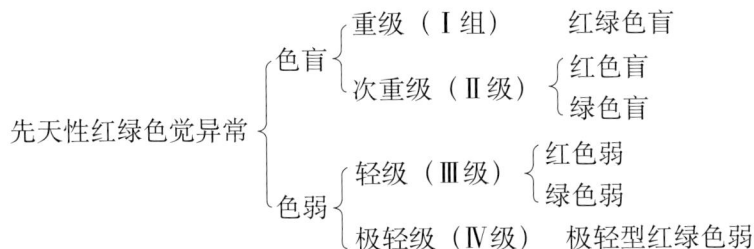

```
                      ┌ 色盲 ┌ 重级（Ⅰ组）    红绿色盲
                      │      └ 次重级（Ⅱ级）┌ 红色盲
先天性红绿色觉异常 ┤                        └ 绿色盲
                      │      ┌ 轻级（Ⅲ级）  ┌ 红色弱
                      └ 色弱 ┤               └ 绿色弱
                             └ 极轻级（Ⅳ级） 极轻型红绿色弱
```

色盲者往往不自知有色觉障碍，在颜色不太复杂时，也往往能说出是红是绿等等。这种辨色力是从生活体验中得来的。例如红砖的颜色，在红色盲者看来是土黄色的，但因人们都称它为红色，所以他认为他所看到的土黄色就是"红色"；同样，绿色的草坪，在他看到的是黄色的，但因大家称它为绿色，他也就认为这种黄色就是"绿色"，并且认为他所见到的颜色与别人所见到的颜色是相同的，但在遇到颜色复杂时，例如辨认色觉检查图的色点（图形）时，就无法正确辨别了。

色盲是 Huddart（1777）首先发表的，中国在《列子》与《左仓子》上也有视颜色困难的记载。最精细地记述色盲者则是化学家道尔顿（Dolton）（1798），他发觉他看光谱的颜色和常人不同：常人所见的红色部分，他只看到是淡黑色的影子；常人所见的橙、黄、绿部分，他所感觉的是从暗黑的黄色渐渐转移为淡淡的明黄色；他能辨绿和青之间颜色的移行情况，但对青和紫之间的移行情况不能认识；他看紫色只觉得比青色浓暗一些而已。Dolton 是红色盲患者，其家属中也有几个色盲者。因为色盲是 Dolton 所首先详论的，故色盲曾名为 Dolton 病（doltonism）。

先天性色盲的检出率主要指红、绿色盲（包括红、绿色弱）。我国先天性色觉异常检出率因报告者检查条件不同，结果亦不一致。著者等根据我国已发表的 24 篇资料统计结果，共查 133,631 人，其中男性 81,622 人；女性 52,009 人，查出色盲人数为男性 3,849 人；女性 346 人。

中国人色盲检出率为：3.14%

男色盲率：	$4.71 \pm 0.074\%$
女色盲率：	$0.67 \pm 0.036\%$

色盲基因携带者的频率：8.98%

四、 色盲与遗传

先天性色盲是性连锁隐性遗传病（隔代遗传即男性色盲通过女儿传给外孙），遗传基因带在 X 染色体上。人类有 23 对染色体，其中一对为性染色体。女性性染色体为 XX，男性性染色体为 XY。色盲位点在 X 染色体短臂上，而 Y 染色体较短小，没有相应的等位基因。因此男性性染色体（XY）只要在 X 染色体上有色盲基因就表现为色盲；女性要在两条 X 染色体都有色盲基因，才表现为色盲，如果只有一条 X 染色体有色盲基因，她就不表现为色盲，而是基因携带者，可以传介给她的后代。故她被称为是媒介者或隐性色盲者。其遗传规律大致如下：

（1）

$$X^0X \longrightarrow XY$$

$$X^0X \quad XX \quad X^0Y \quad XY$$

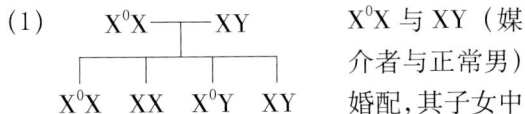

X^0X 与 XY（媒介者与正常男）婚配，其子女中可以出现下列情况：1/2 数量的女子为媒介者，1/2 数量的女子为正常；1/2 数量男子为色盲者，1/2 数量男子为正常。

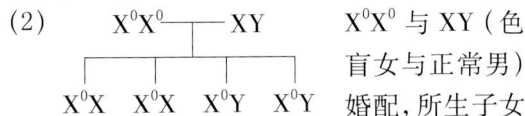

（2）

$$X^0X^0 \longrightarrow XY$$

$$X^0X \quad X^0X \quad X^0Y \quad X^0Y$$

X^0X^0 与 XY（色盲女与正常男）婚配，所生子女中，女子均为媒介者，男子均为色盲者。

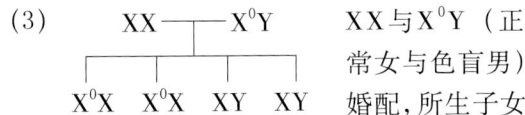

（3）

$$XX \longrightarrow X^0Y$$

$$X^0X \quad X^0X \quad XY \quad XY$$

XX 与 X^0Y（正常女与色盲男）婚配，所生子女中，无一个色盲者，而女子均为媒介者。

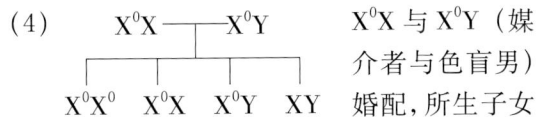

（4）

$$X^0X \longrightarrow X^0Y$$

$$X^0X^0 \quad X^0X \quad X^0Y \quad XY$$

X^0X 与 X^0Y（媒介者与色盲男）婚配，所生子女中，1/2 数量的女子为色盲，1/2 数量的女子为媒介者；1/2 数量的男子为色盲，1/2 数量男子为正常。

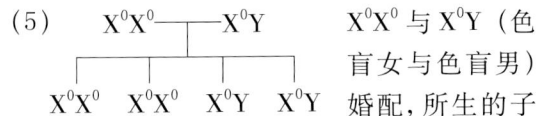

（5）

$$X^0X^0 \longrightarrow X^0Y$$

$$X^0X^0 \quad X^0X^0 \quad X^0Y \quad X^0Y$$

X^0X^0 与 X^0Y（色盲女与色盲男）婚配，所生的子女则全部是色盲者。

色盲遗传规律如图 III 所示。

决定女子是否是色盲基因携带者（媒介者），并非简单的事，有时须经详细的家系调查才能了解。

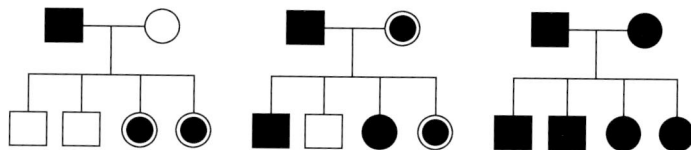

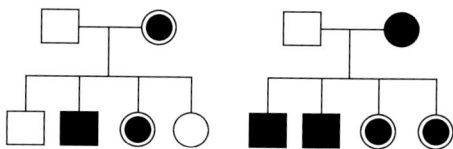

□ 正常男 ■ 色盲男 ○ 正常女 ● 色盲女 ◉ 自身无色盲,但带有遗传因子的女

图Ⅲ　色盲遗传系谱

五、 色盲与职业

有不少职业在工作中需要正确辨认颜色。例如在化学实验、化工生产中必须正确辨别试剂、溶剂的颜色及反应；在纺织、印染业中,必须进行颜色选择；在冶金、铸造业中,需根据颜色来

判断金属熔化物的温度等等。色盲者辨色有误，当然就不宜从事这些职业。又如飞机、舰船、火车、汽车驾驶人员和交通管理人员，必须正确辨别各种颜色信号，若作出了错误的判断，那就可能发生严重事故，使国家财产、人民生命遭受意外损害。此外，彩色印刷、医疗、绘画、工艺美术、照明技术、彩色显示、彩色摄影等各个行业都对辨色能力要求很高。随着科学技术和生产力的发展，人们将愈来愈广泛的应用颜色科学。因此在选录人员和征兵、招收新生时，色觉检查是必需的。色盲者可以胜任的职业，如文学、史地、财经等部门，仍是很多的。此外，基础科学中的数学，农业中的农业经济，医学中不需要很高辨色力的工作也可以胜任。

六、 色觉检查图的用法

1. 在明亮弥散光下（日光不可直接照到图上），展开检查图。

2. 被检者双眼以距离图面 60~80cm 为标准，但也可参照具体情况酌情予以增加或缩短，不能超过 50~100cm 范围。并不得使用有色眼镜。

3. 一般先用"示教图"教以正确读法。如被检者已知读法，就可任选一组让其读出图上数字或图形，愈快读出愈好，一般 3 秒钟就可得答案，最长不得超过 10 秒钟。

一般体检可采用简单数字组，成人文盲可采用简单几何图形组，儿童采用动物图形较好。特殊检查（即较精细的检查，如特种兵体检）可采用较复杂数字组，必要时可采用多组检查。

4. 本检查图共分五组：1、2、3、4 组为先天性色觉检查之用，可任选一组进行检查；检查后天性色觉障碍，可采用第五组。

5. 色觉异常（主要为红绿色觉异常）程度的划分主要用图 12、图 13、图 21、图 37 和图 38。

重级（Ⅰ级）红绿色盲：红绿两色的数字或

图形都读不出。

次重级（Ⅱ级）：红色盲红色之数字或图形读不出；绿色盲绿色数字或图形读不出。

轻级（Ⅲ级）：能读出红绿两色的数字或图形，如红色数字较模糊（较困难）为红色弱；绿色数字较模糊者为绿色弱。

极轻级（Ⅳ级）：能读出红绿两色数字或图形，且一样清楚，但有少数色觉异常图读不出者。

6. 有可疑者，应反复检查，以求确实。因为正常者偶不留意，也会误读；而色盲者特别是色弱者所读也会有偶中者（这种人读图速度较迟缓）。

7. 本图在日光灯下仍可进行检查。

8. 其它注意事项：

（1）检查者在检查前，必须熟悉所采用的色觉检查图的性质，仔细阅读说明书，了解各个图的用法及意义。这样会使检查工作进行地既快速又正确，注意不要对被检者随意提出过高的要求。检查者必须参照被检者的年龄、文化程度和反应灵敏度及有否作假，随机应变地进行检查。选图不必依照次序，可根据情况决定，有时也可一图反复、颠倒连续检查数次。

（2）遇可疑时，不妨停顿一下，再予仔细检查。色觉正常而反应迟钝的人，有时或可回答错误，所以不能仅以一图或一字之差，就判断他为色盲或色弱者。如将鹅读成鸭，燕子读成鸟或雀，应算是正确的，不能作为错误。总之，遇到可疑情况，必须慎重考虑，以免差错，必要时也可采用全部图（4组）来检查，甚至参与它种色盲检查图为辅助检查。

（3）色盲者如戴了适当的有色眼镜，如棕色或红色镜片的眼镜，也可正确读出许多检查图，但不能读出全部图。本图某些图即使戴用有色镜片也不能通过检查，如让色盲者戴用红色玻片（700nm）、绿色（500nm）及深黄色（600nm）玻片，均不能通过下列诸图：图2，图5，图8，图

26，图 27，图 28，图 31，图 40，图 42 及图 44
等图，即使极轻级色弱者对图 10、图 24、图 31、
图 45 等也不能通过。

七、 检查图说明

1. 本图谱共分五组：

第 1 组　简单数字组（甲数字组）

　　第 1～13 图，共 13 幅。

第 2 组　几何图形组

　　第 14～22 图，共 9 幅。

第 3 组　图画组

　　第 23～37 图，共 15 幅。

第 4 组　多位数字组（乙数字组）

　　第 38～51 图，共 14 幅。

第 5 组　后天性色觉障碍图（后天色盲及紫
色盲）

　　第 52～65 图，共 14 幅。

2. 检查后天性色盲除第 5 组外，图 2、4、10、
17、25、33、35 与图 40 共异读图八幅，也可检
出后天性色觉障碍者，如图 2，正常人读 291，先
天性色盲读 9，而后天性色盲则读不出，即他既
不能读出 291，也不能读 9，利用这些异读图，就
可以把先天性色盲与后天性色盲区分出来。

各图分组说明

本图谱中第 1 组（简单数字组）、第 2 组
（几何图形组）与第 4 组（多位数字组），都可以
颠倒过来读，例如第 1 图的 98，颠倒后读 86。依
此类推，多位数字和几何图形亦可颠倒使用。第
3 组（图画组）中的如剪刀、蜻蜓等图，也可颠
倒读。这样，于无形中增加了图的数量，提高了
背诵难度。

第 1 组　简单数字组(数字甲组)

图号	正常者	红绿色盲		红绿色弱		附　注
		重级(Ⅰ级)	次重级(Ⅱ级)	轻级(Ⅲ级)	极轻级(Ⅳ级)	
1	98	98	98	98	98	示教及检伪色盲用
2	291	9	9	9	291	后天色盲、全色盲不能读
3	628	不能读	不能读	不能读	628	同上
4	88	99	99	99	99	同上
5	69	不能读	不能读	不能读	69	同上
6	60	不能读	不能读	不能读	或 60	同上
7	98	6	6	98	98	同上
8	816	不能读	不能读	或 816	816	同上
9	9	不能读	不能读	9	9	同上
10	286	8	8	8	8	同上
11	62	不能读	或 62	62	62	同上
12	2/9	不能读	或 2/或 9	2/9	2/9	红色盲不能读红字,绿色盲不能读绿字;红字模糊为红色弱,绿字模糊为绿色弱
13	6/0	不能读	读 6/或 0	6/0	6/0	

第 2 组　　几何图形组

图号	正常者	红绿色盲		红绿色弱		附　　注
		重级(Ⅰ级)	次重级(Ⅱ级)	轻级(Ⅲ级)	极轻级(Ⅳ级)	
14	★	★	★	★	★	示教及检伪色盲用
15	△ ○	△ ○	△ ○	△ ○	△ ○	同上
16	★	△	△	△	△	全色盲及后天色盲不能读
17	○ ○	不能读	不能读	不能读	或○ ○	同上
18	○	不能读	不能读	○	○	同上
19	○ ▽	不能读	不能读	○ ◁	○ ◁	同上
20	△ ○ ▽	○	○	○	○	同上
21	□ ▽	不能读	或□/或▽	□ ▽	□ ▽	红色盲不能读红符号,绿色盲不能读绿符号;
22	○ ★	不能读	或○/或★	○ ★	○ ★	红符模糊为红色弱,绿符模糊为绿色弱

第 3 组　图画组

图号	正常者	红绿色盲		红绿色弱		附　注
		重级（Ⅰ级）	次重级（Ⅱ级）	轻级（Ⅲ级）	极轻级（Ⅳ级）	
23	壶	不能读	或壶	壶	壶	全色盲及后天色盲不能读
24	眼镜	不能读	不能读	不能读	不能读	同上
25	○ 剪刀	○	○	○ 剪刀	○ 剪刀	同上
26	杯	不能读	不能读	不能读	杯	同上
27	鱼	不能读	不能读	或鱼	鱼	同上
28	鹅	不能读	不能读	或鹅	鹅	同上
29	燕	不能读	或燕	燕	燕	同上
30	蝴蝶	不能读	不能读	蝴蝶	蝴蝶	同上
31	蜻蜓	不能读	不能读	不能读	不能读	同上
32	鸽	不能读	不能读	不能读	或鸽	同上
33	牛	鸡	鸡	或鸡	牛	同上
34	狗	不能读	不能读	狗	狗	同上
35	羊	鸡	鸡	或鸡	羊	同上
36	伞	不能读	不能读	不能读	不能读	同上
37	熊猫	熊猫	熊猫	熊猫	熊猫	示教及检伪色盲用

第 4 组 多位数字组(数字乙组)

图号	正常者	红绿色盲		红绿色弱		附 注
		重级(Ⅰ级)	次重级(Ⅱ级)	轻级(Ⅲ级)	极轻级(Ⅳ级)	
38	899 022	不能读	或红字/或绿字	899 022	899 022	红色盲不能读红字,绿色盲 不能读绿字;红字模糊为红 色弱,绿字模糊为绿色弱
39	621 989	不能读	或红字/或绿字	621 989	621 989	
40	812	不能读	不能读	或 812	812	全色盲及后天色盲不能读
41	908	○	○	○	○	同上
42	6098	不能读	多不能读	或 6098	6098	同上
43	8609	不能读	多不能读	8609	8609	同上
44	698	9	9	或 9	698	同上
45	6289	不能读	不能读	不能读	不能读	同上
46	2901	不能读	不能读	不能读	不能读	同上
47	899	不能读	不能读	或 899	899	同上
48	602	98	98	98	或 602	同上
49	820	不能读	不能读	或 820	820	同上
50	2619	不能读	不能读	不能读	不能读	同上
51	606	606	606	606	606	示教及检伪色盲用

第 5 组　后天色觉障碍图组(后天及紫色盲)

图号	正常者	后天色觉障碍	紫色觉异常	红绿色觉异常	附　　注
52	99	99	99	99	示教图
53	60	不能读	60	不能读	
54	266	不能读	不能读	266	
55	928	不能读	不能读	928	
56	68	不能读	不能读	68	
57	26	不能读	不能读	26	
58	16	不能读	不能读	16	眼底黄斑病愈后仍不能读
59	○	○	○	○	示教图
60	○ □	不能读	○ □	不能读	
61	○ △	不能读	不能读	○ △	
62	□ ○	不能读	不能读	□ ○	
63	△ ○	不能读	不能读	△ ○	
64	△ □	不能读	不能读	△ □	
65	○ ○	不能读	不能读	○ ○	眼底黄斑病愈后仍不能读

附图（第 66 图）　单色图

检查医师任指色轮中的色块,令被检者(已被检出是色盲者)说出是什么颜色,如均能正确辨识,则算单色检查通过。

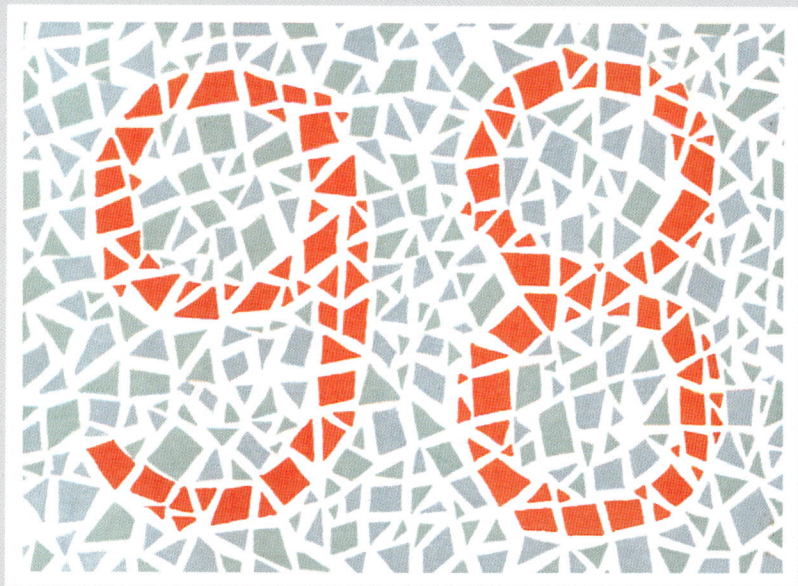

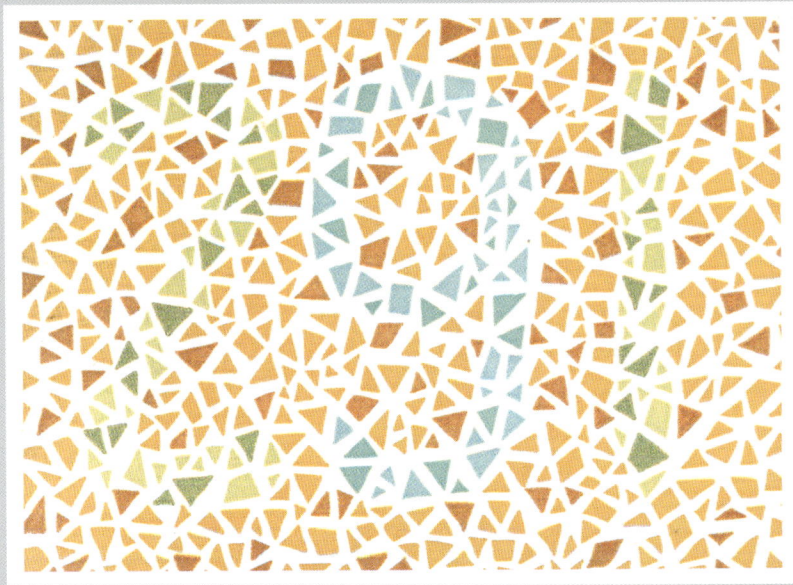

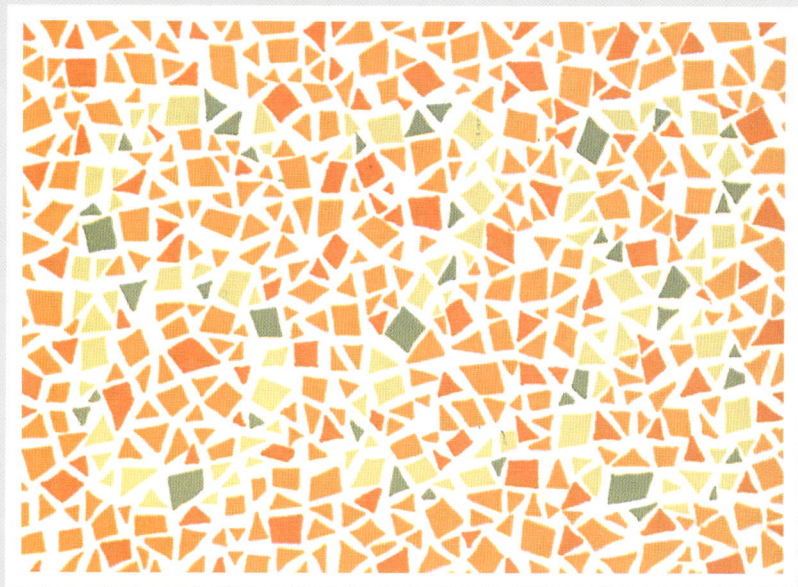

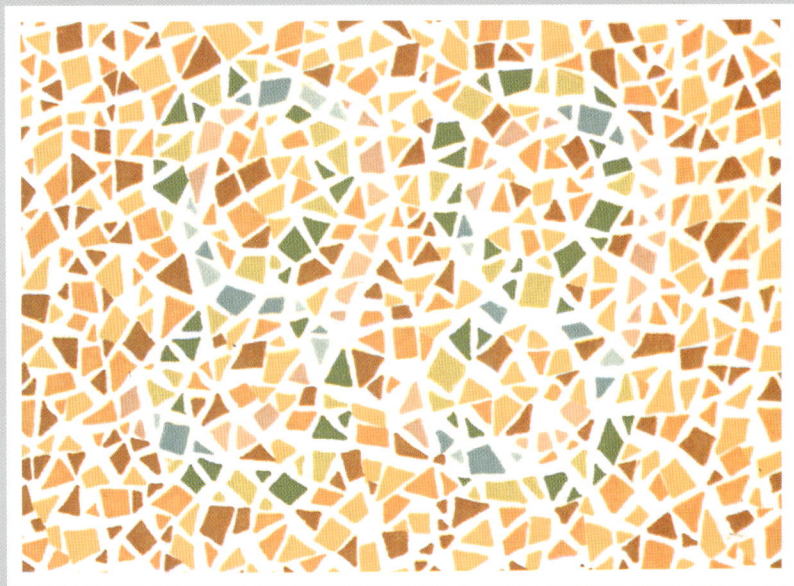

4

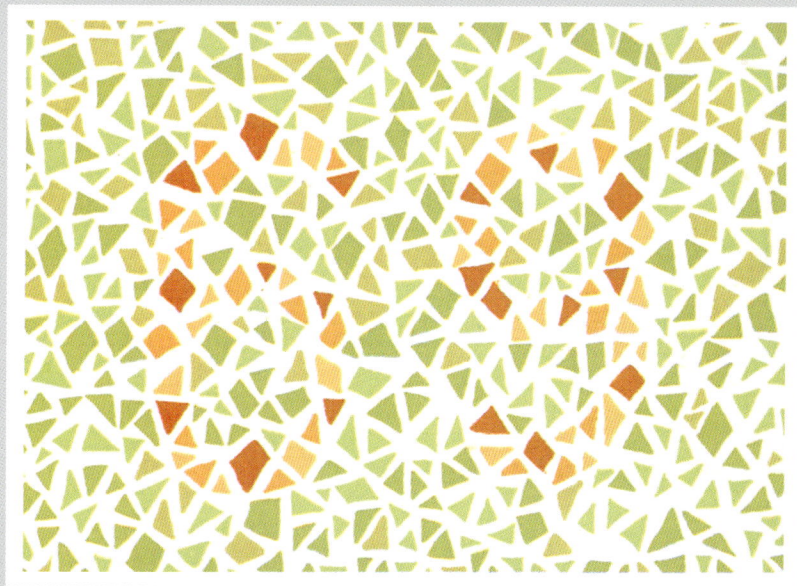

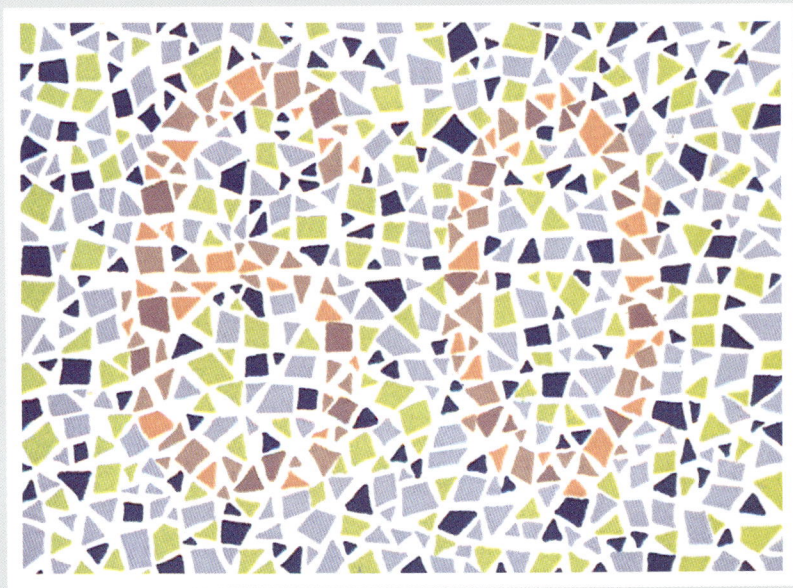

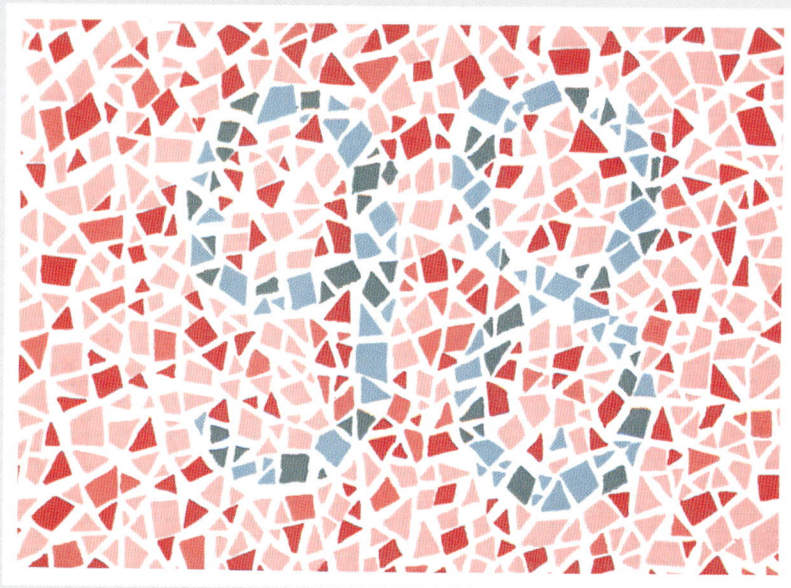

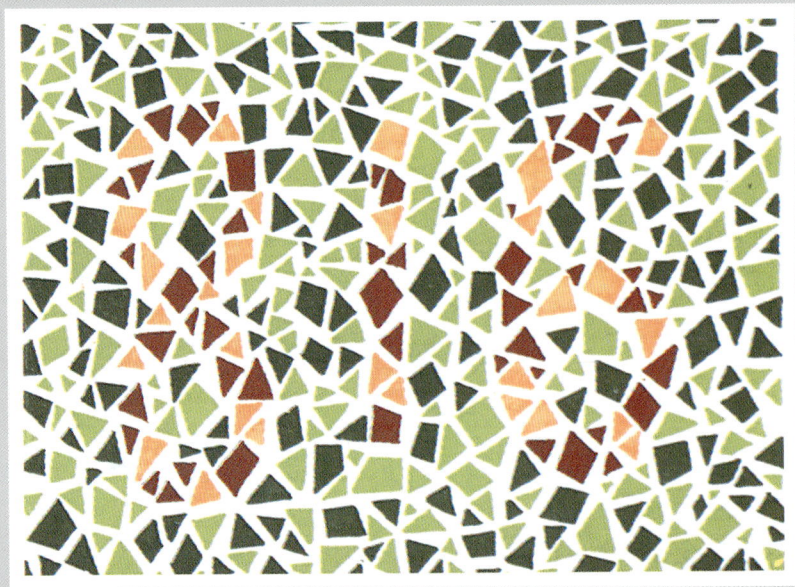

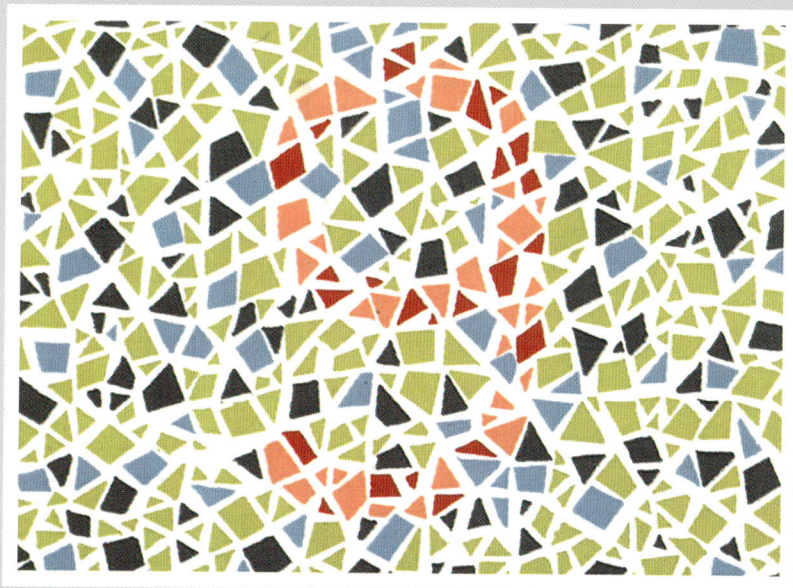

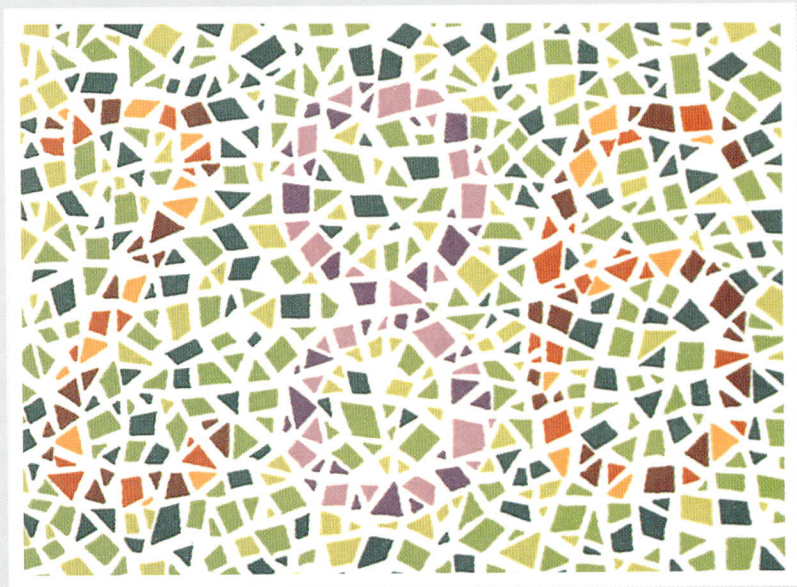

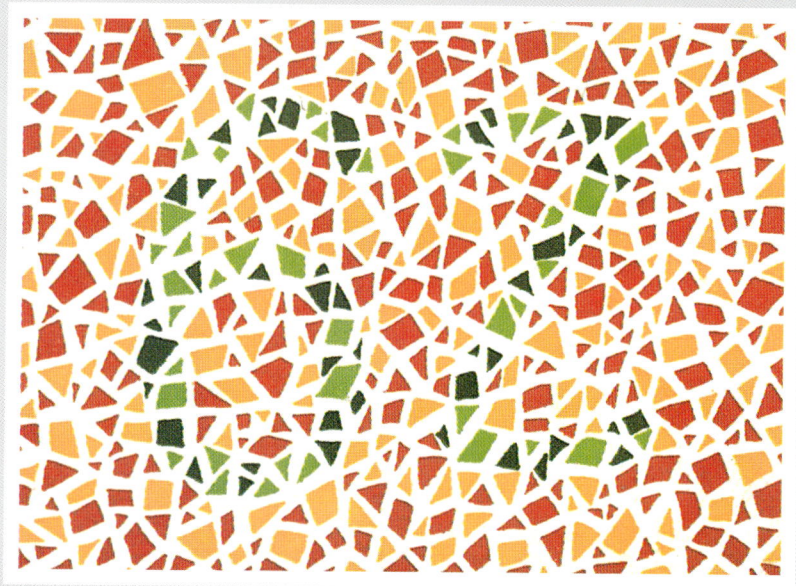

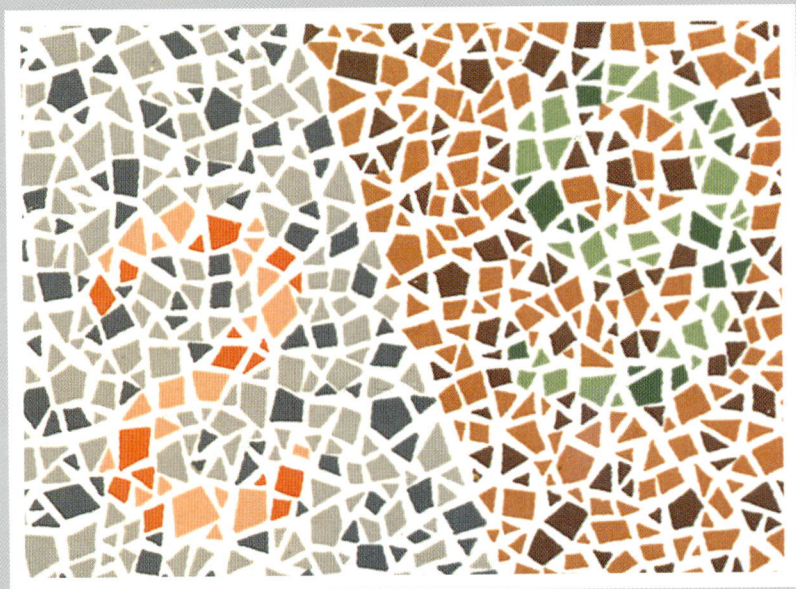

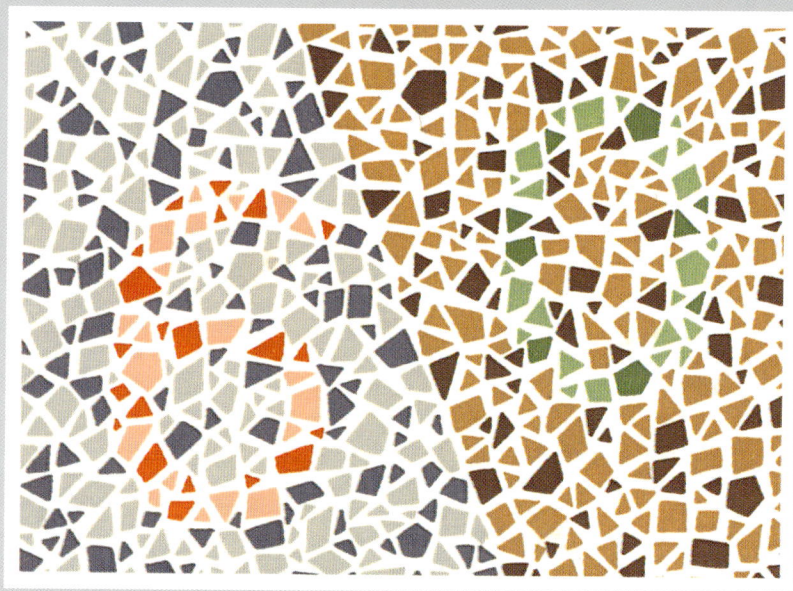

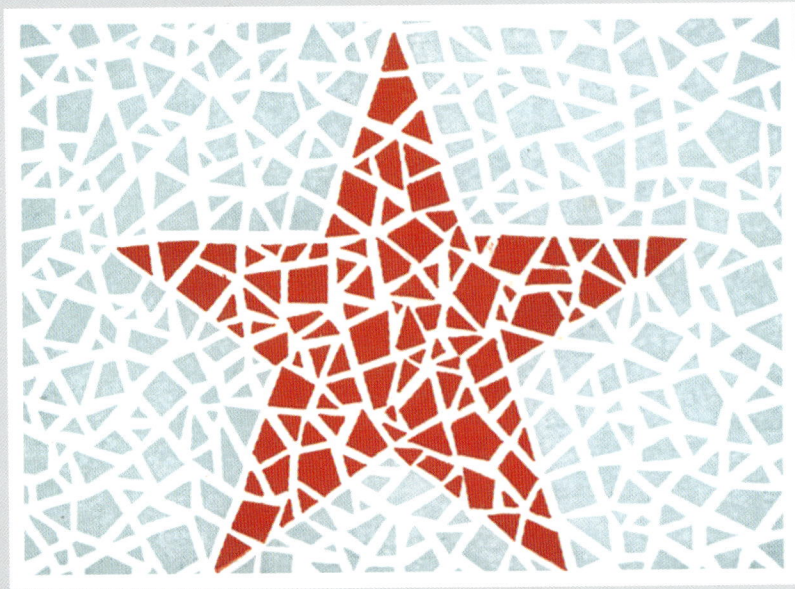

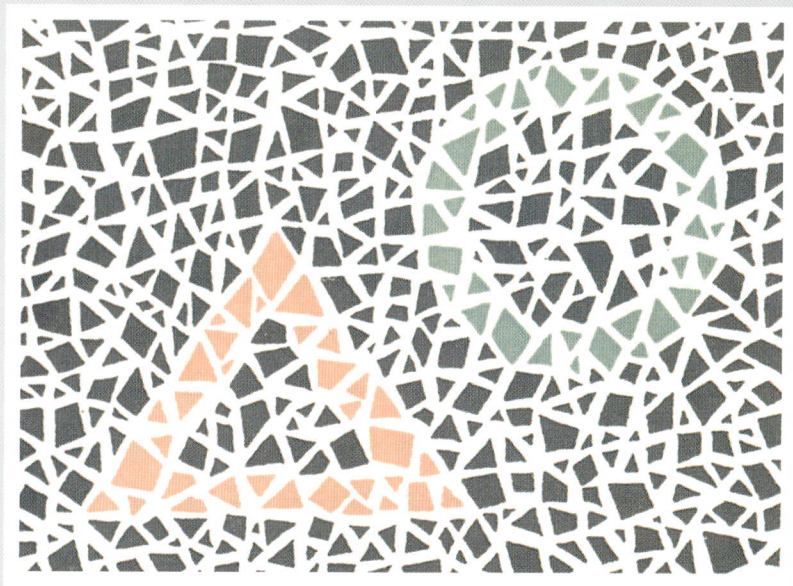

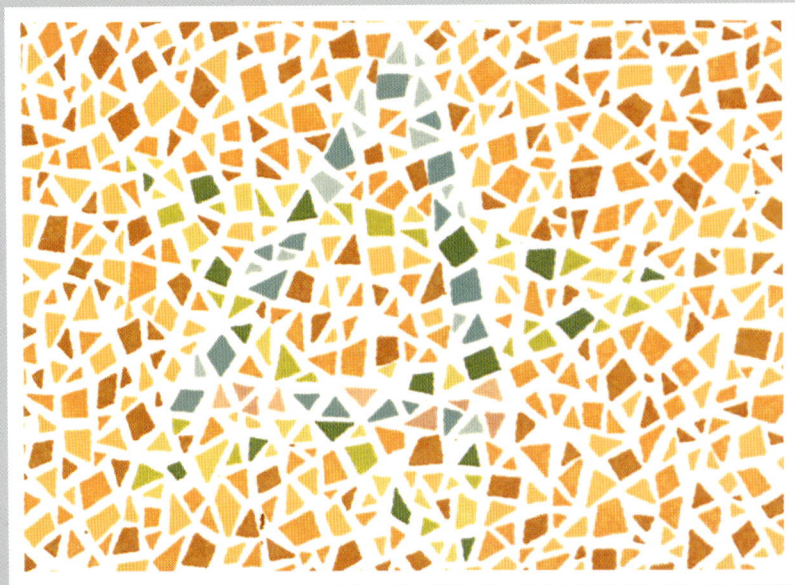

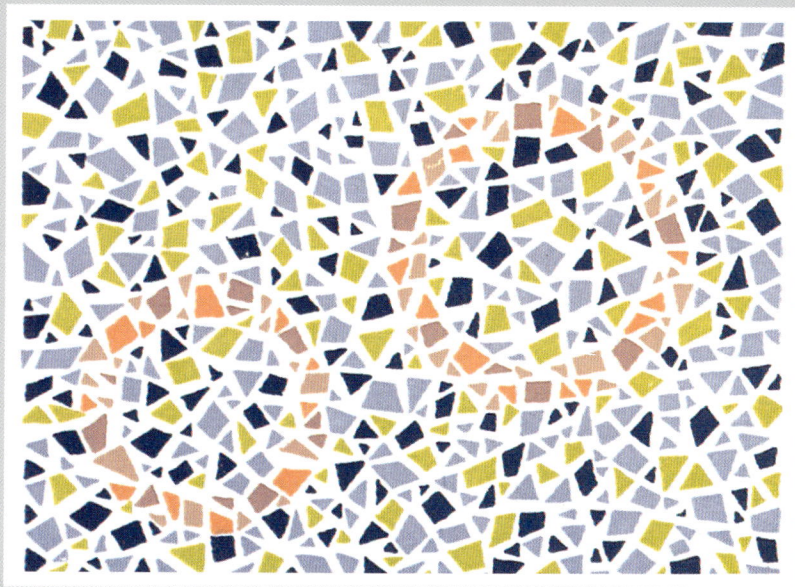

17

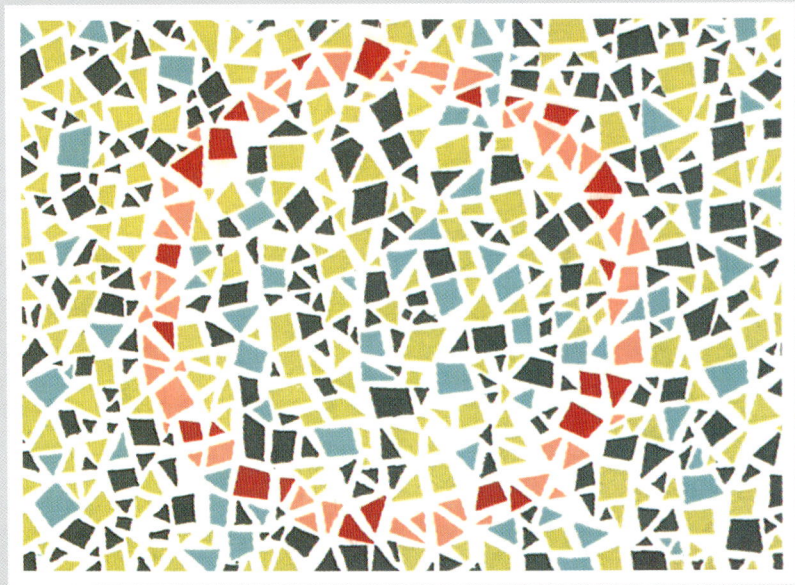

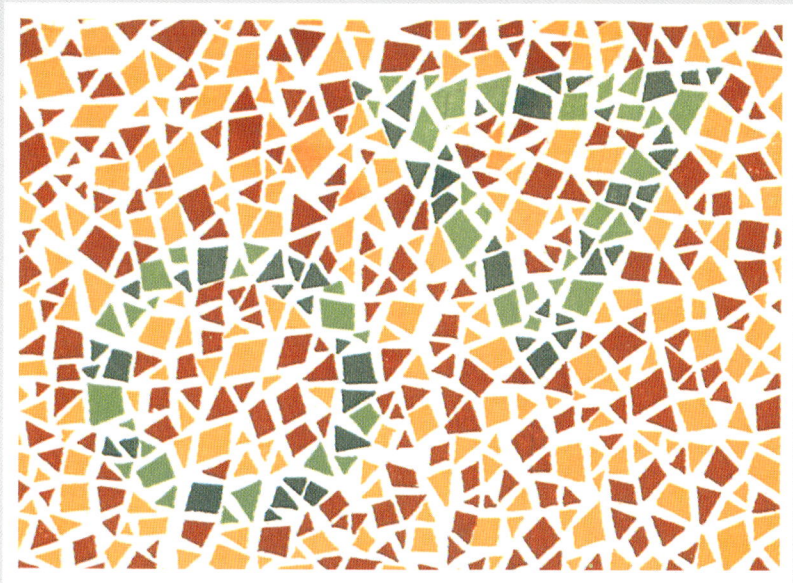

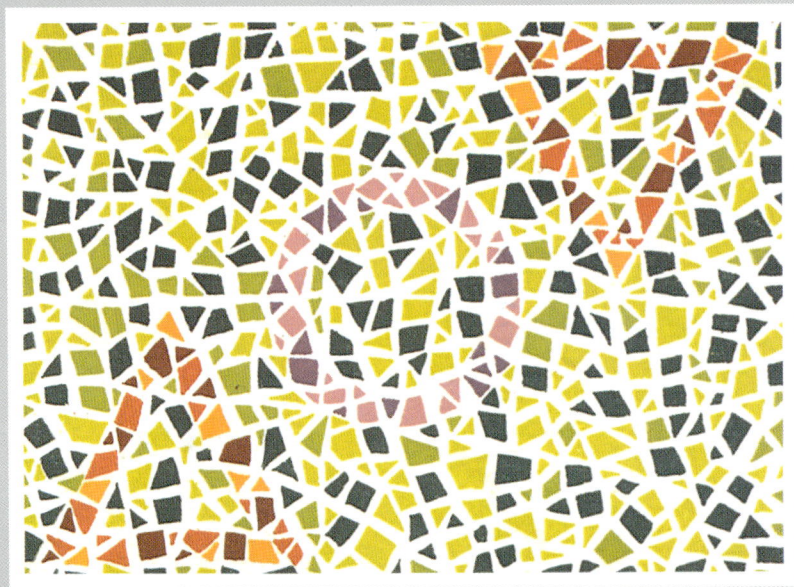

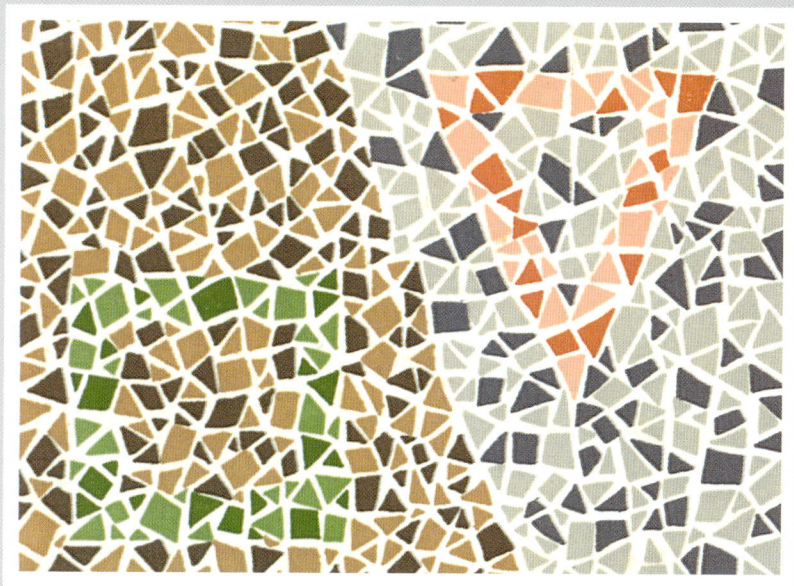

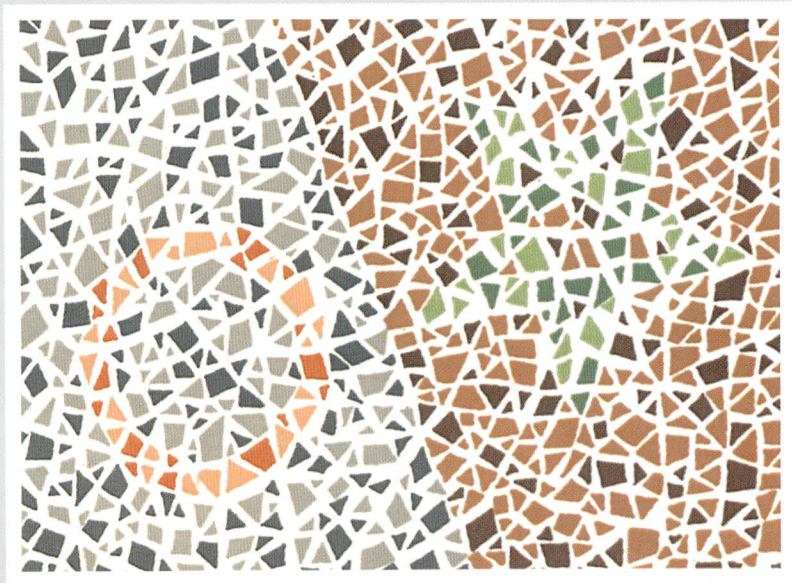

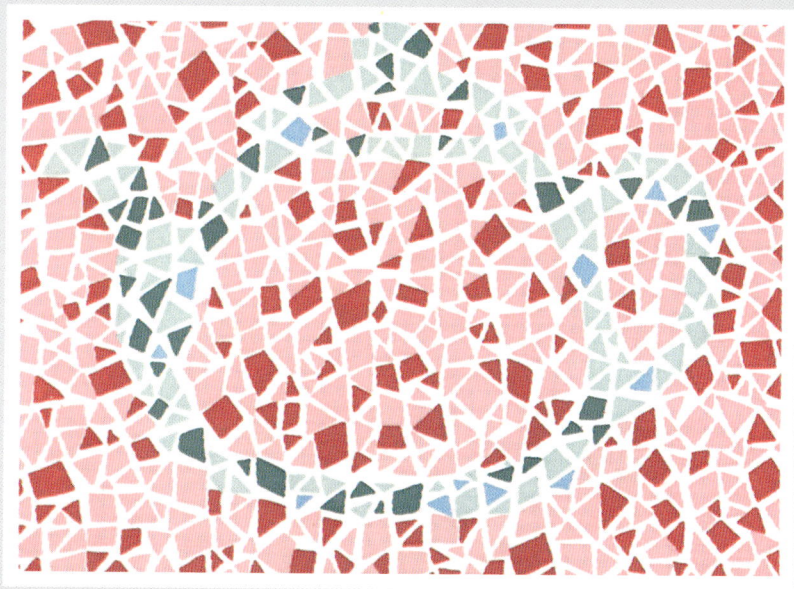

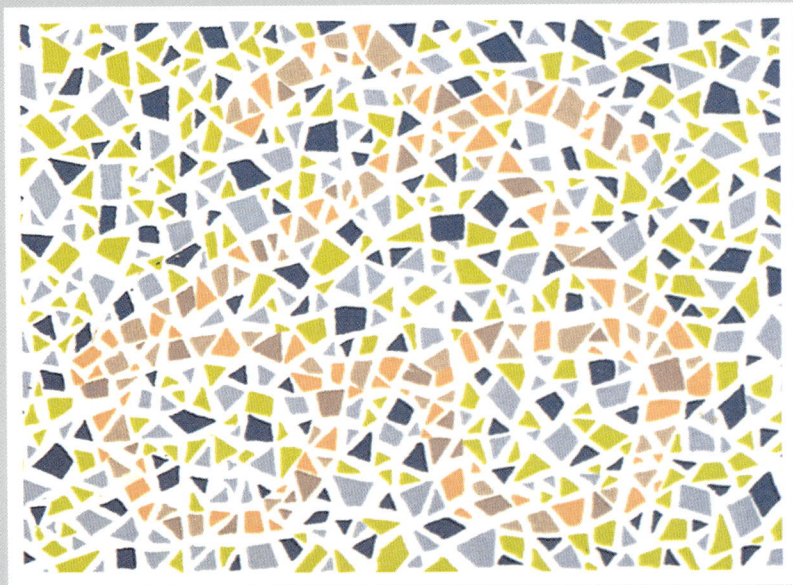

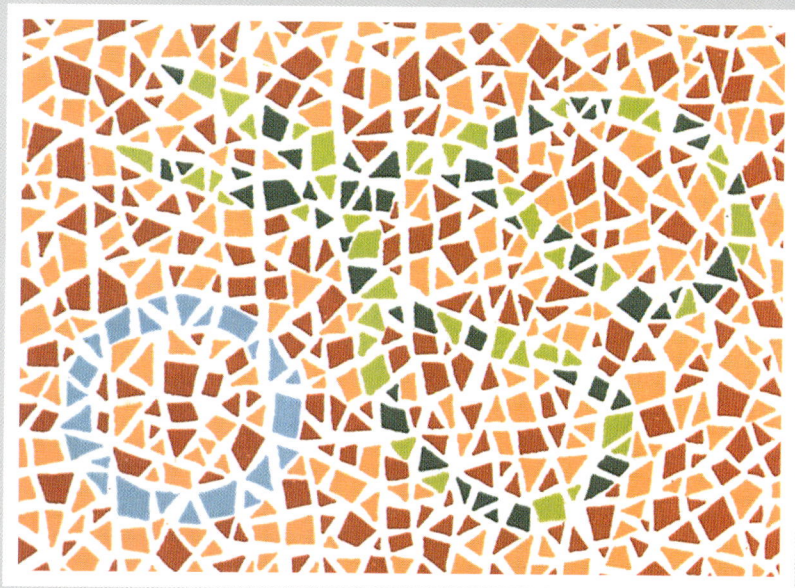

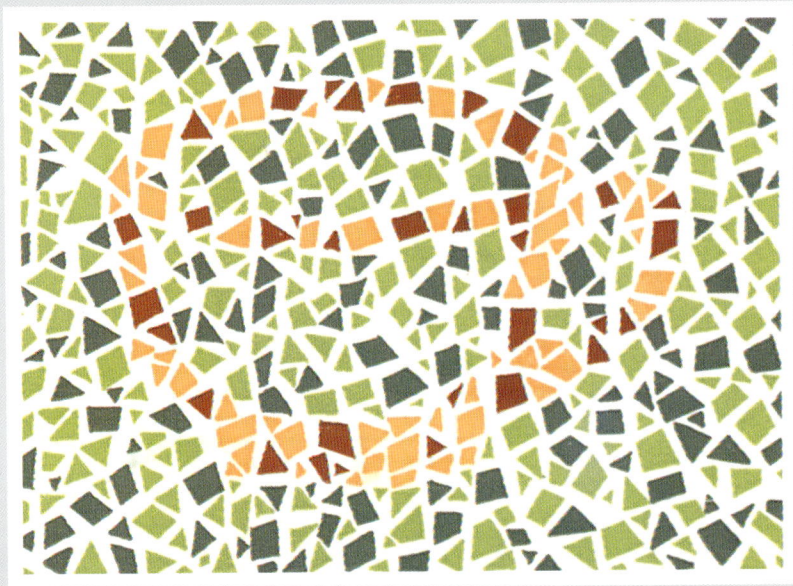

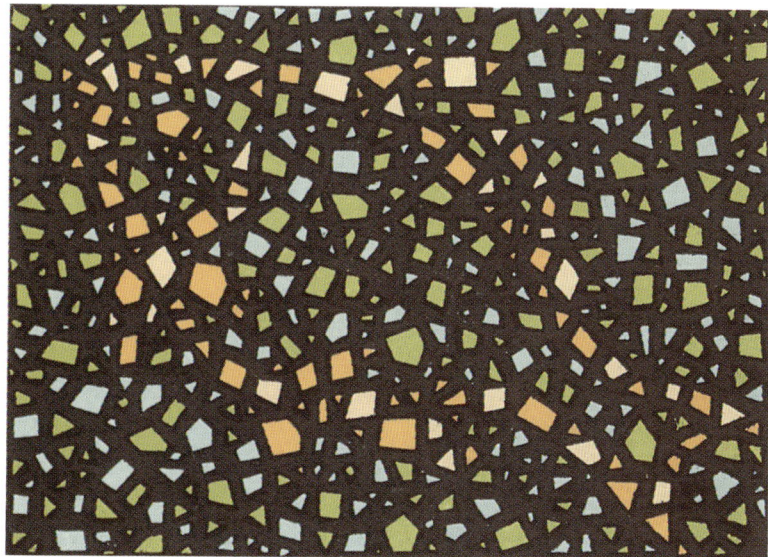

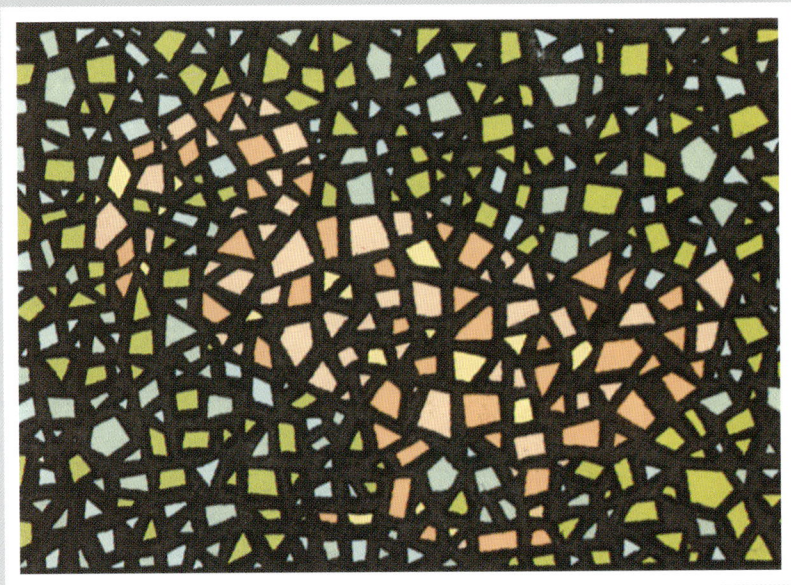

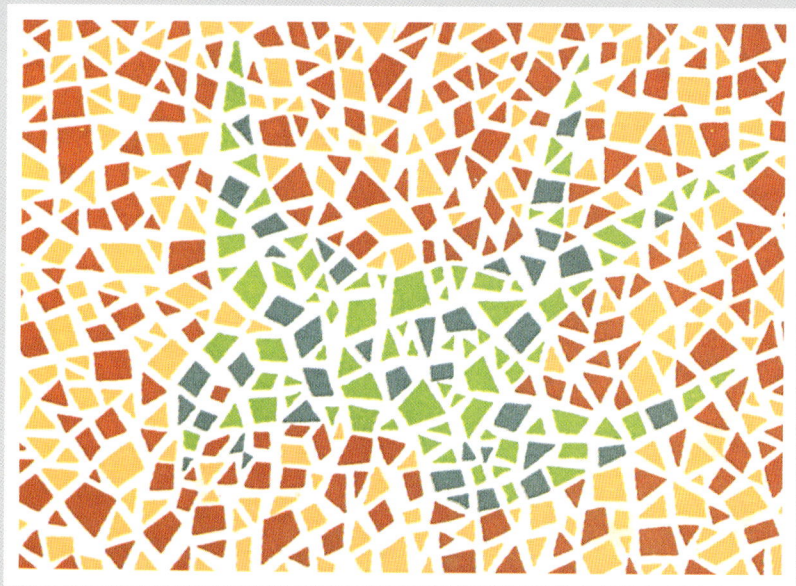

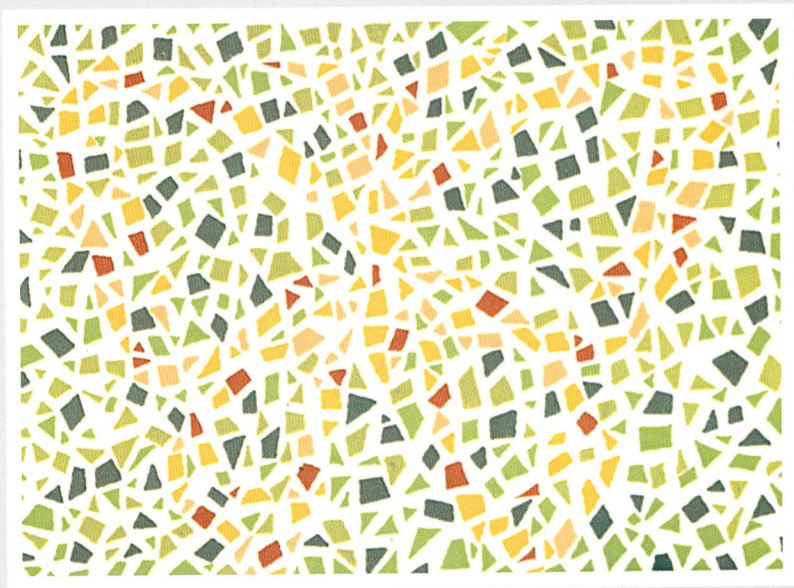

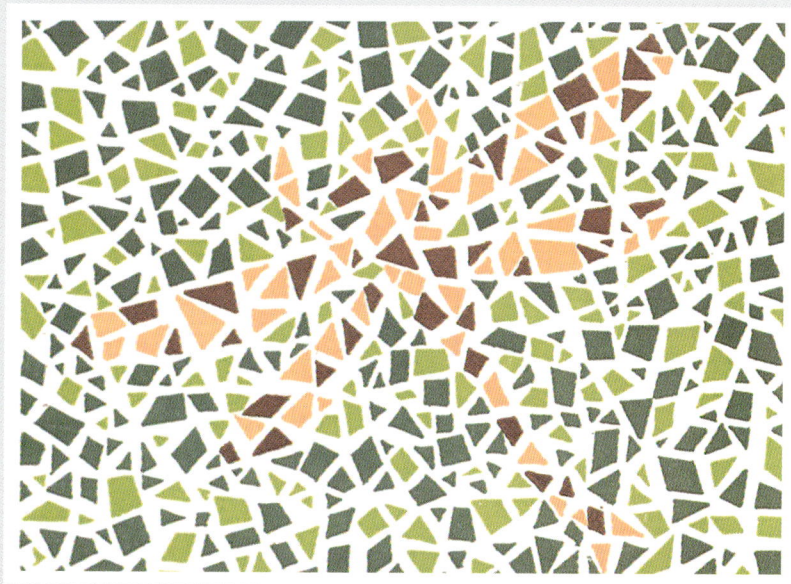

31

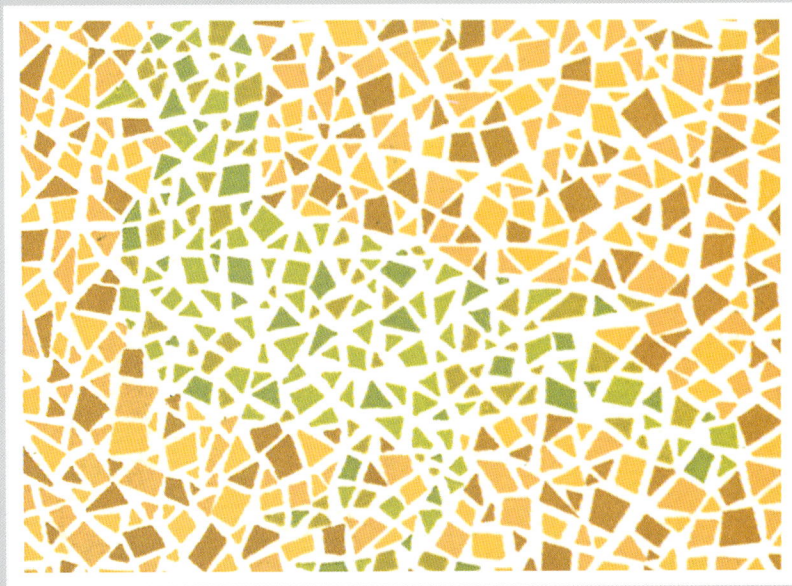

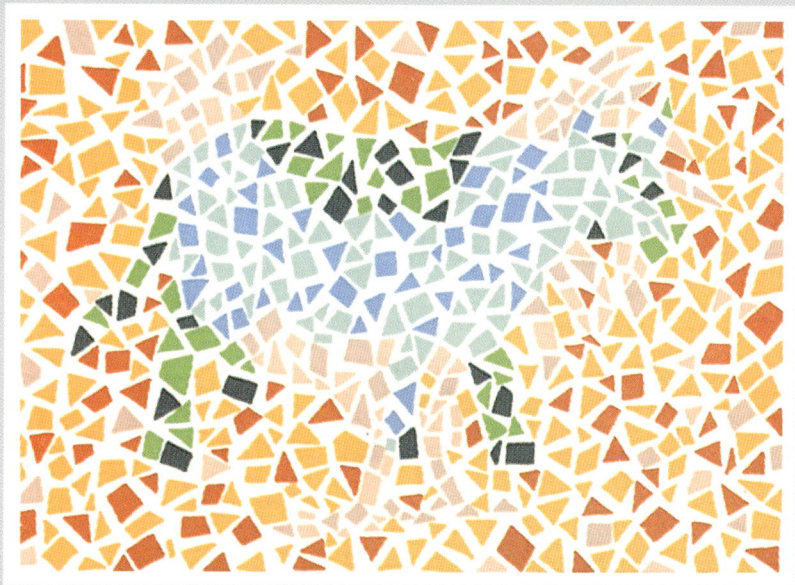

33

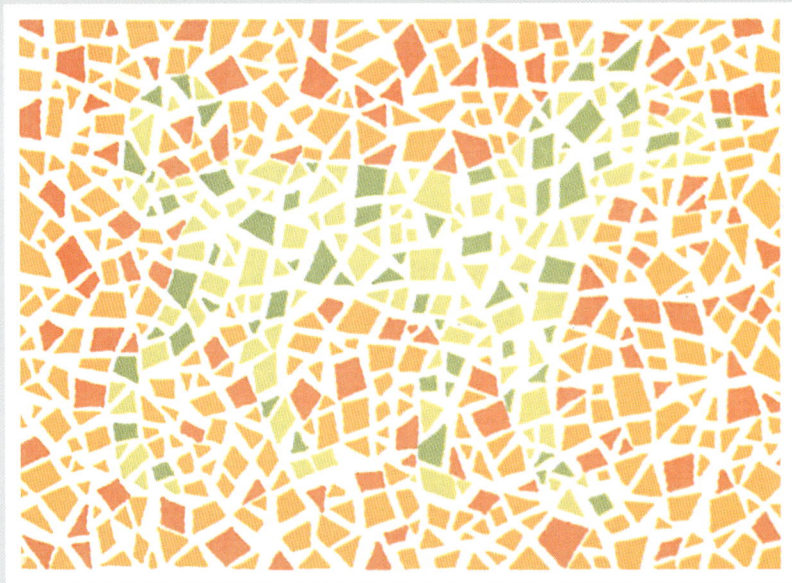

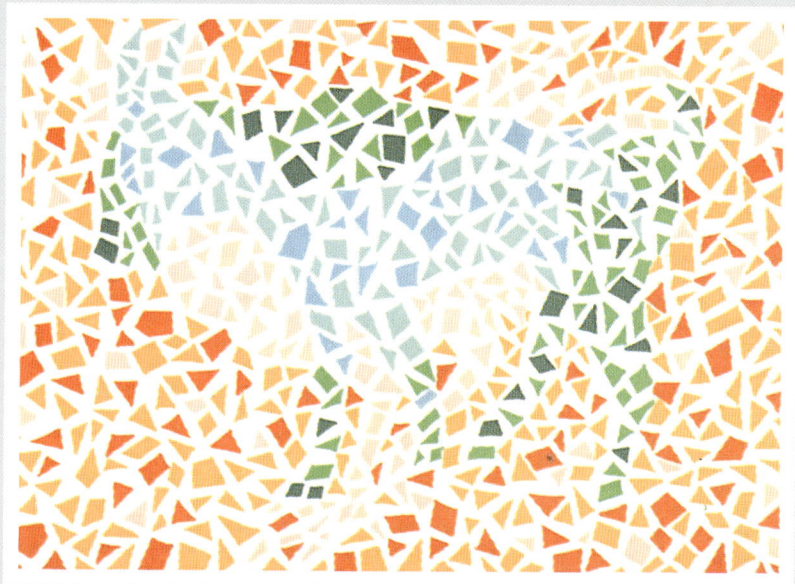

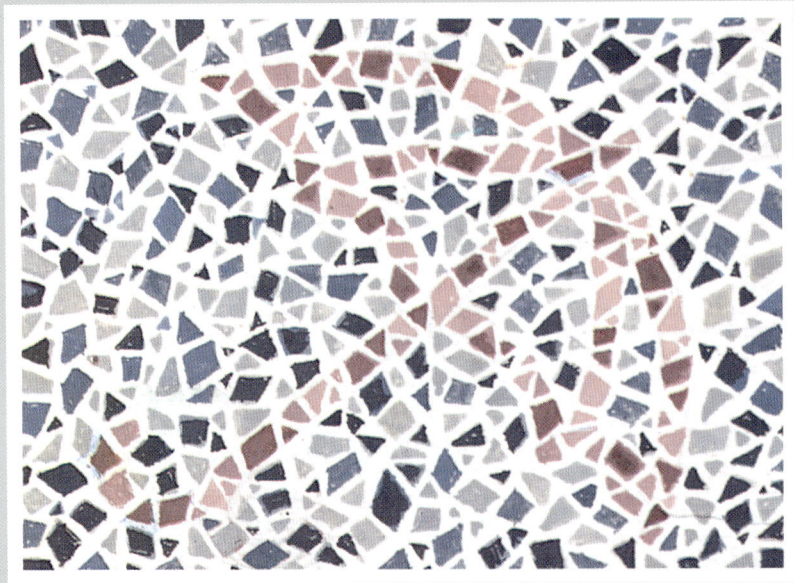

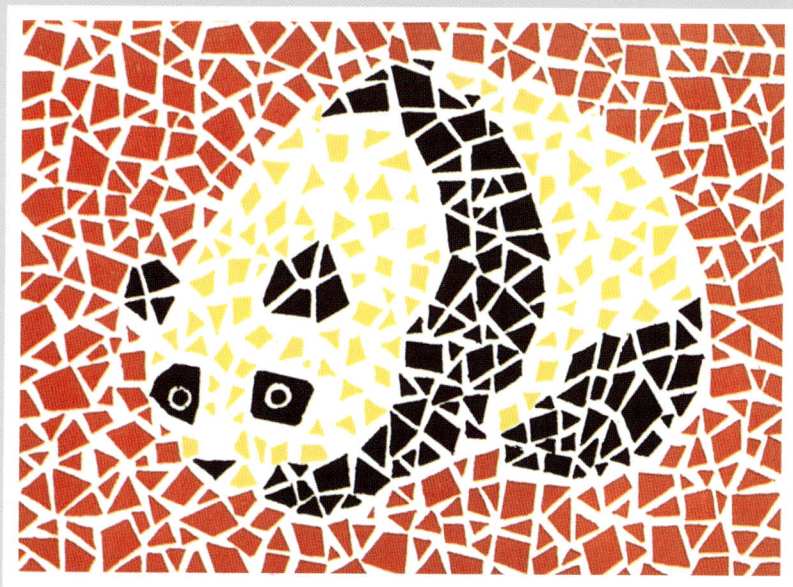

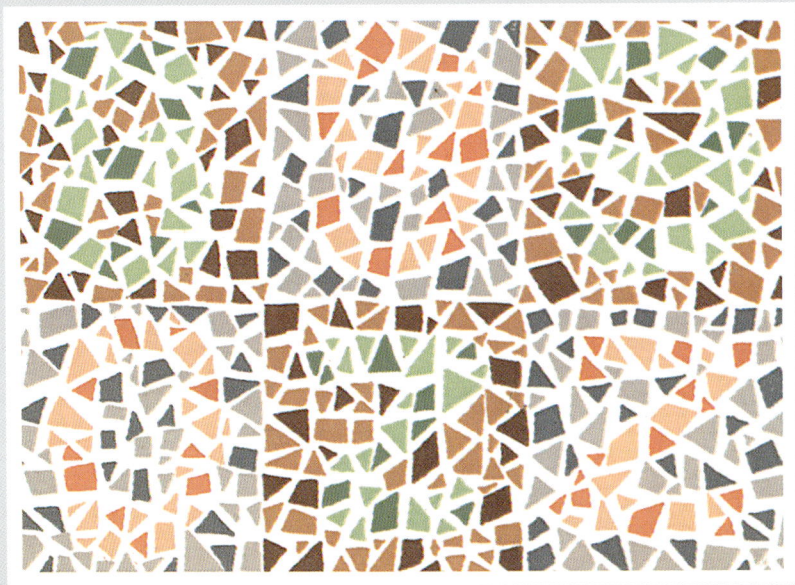

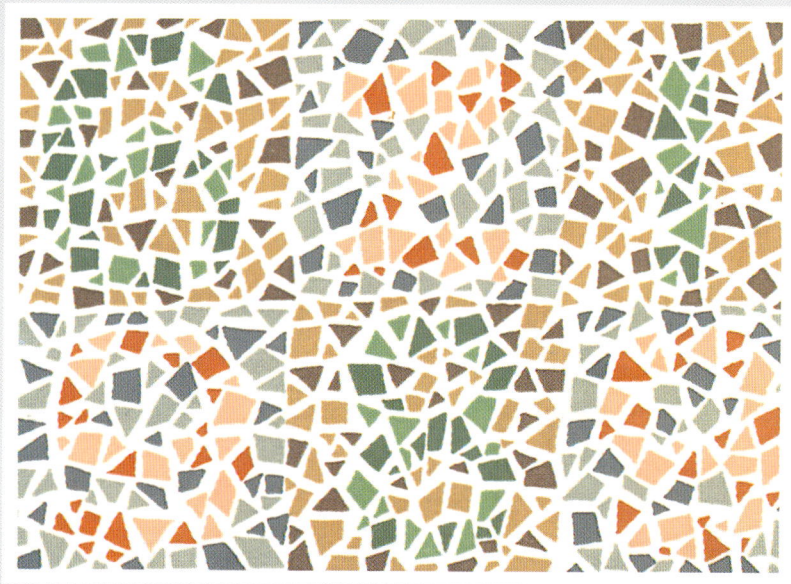

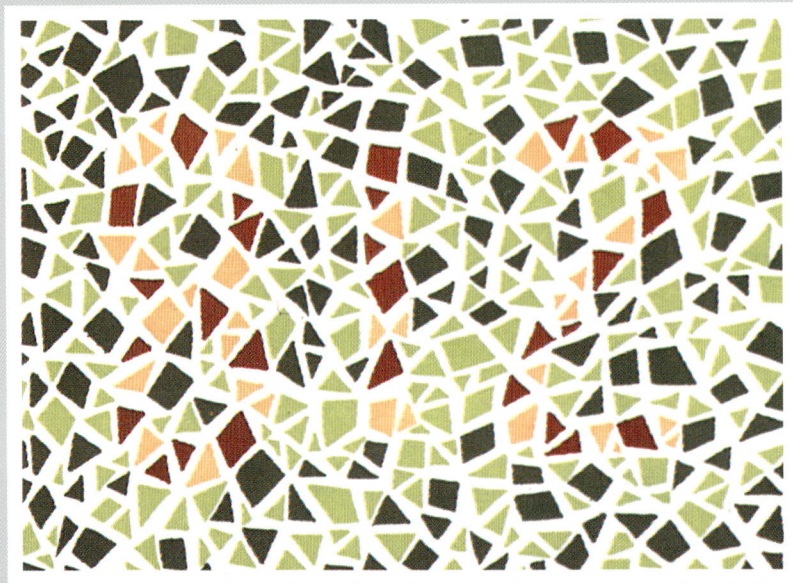

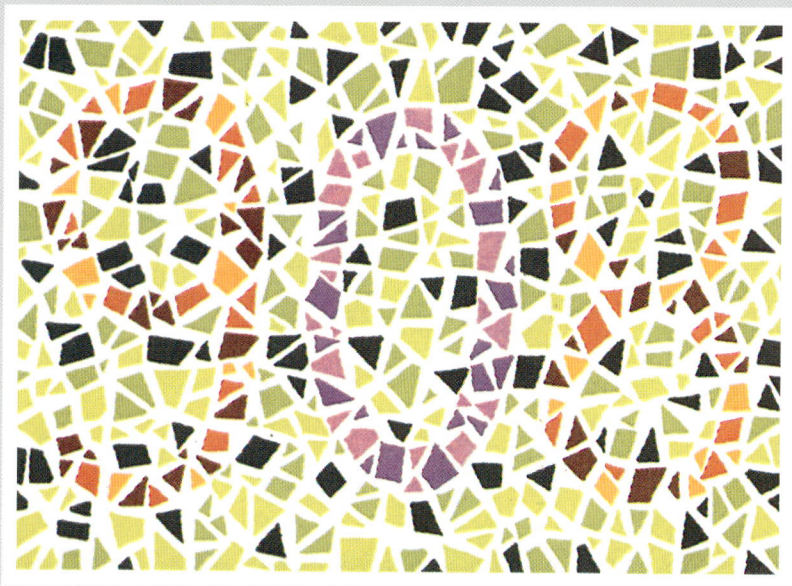

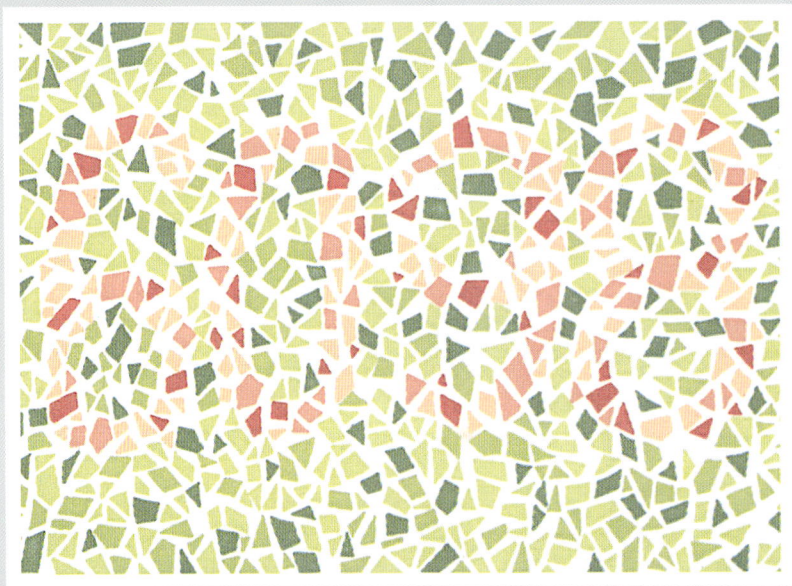

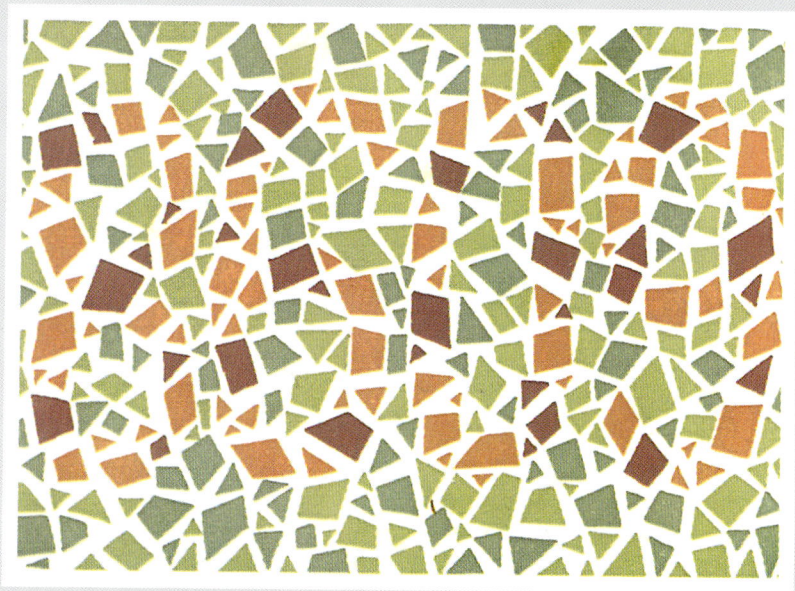

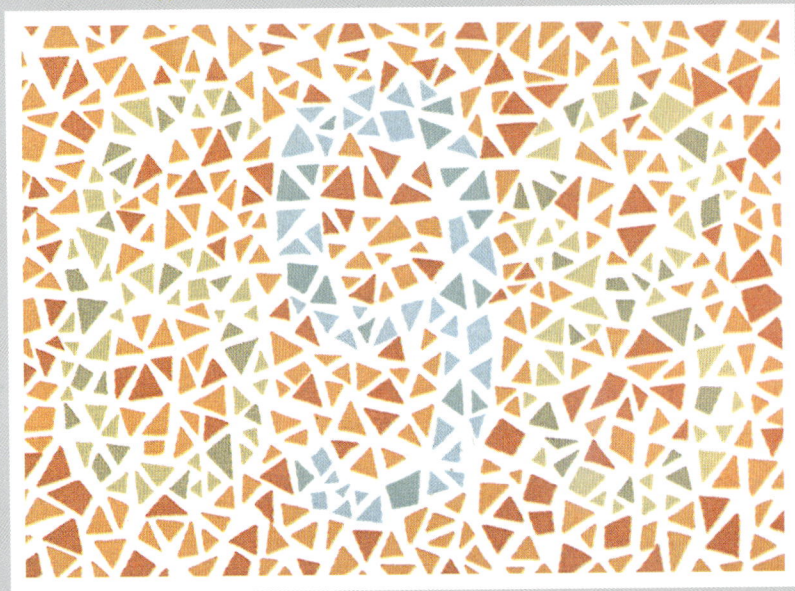

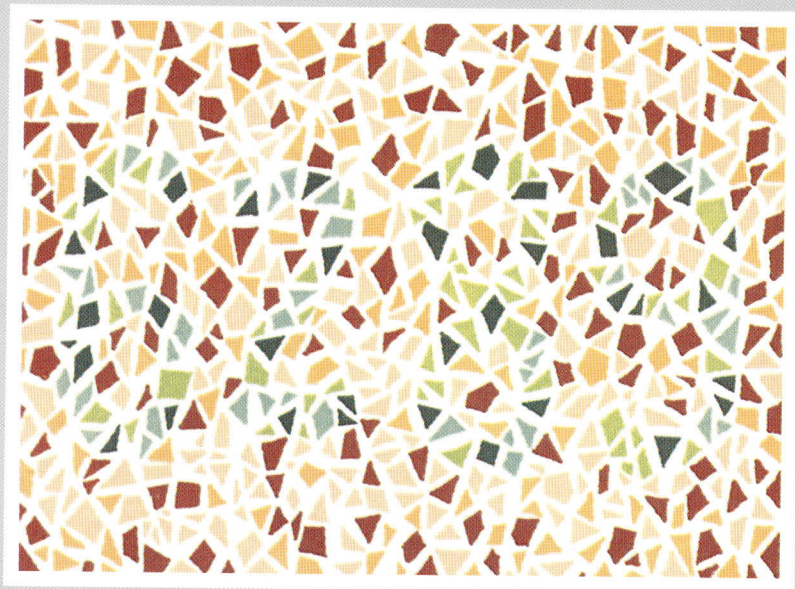

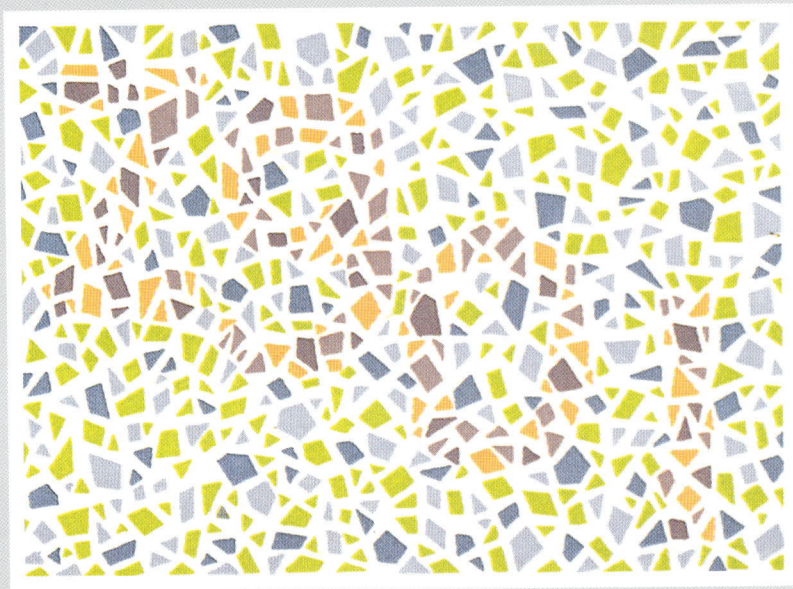

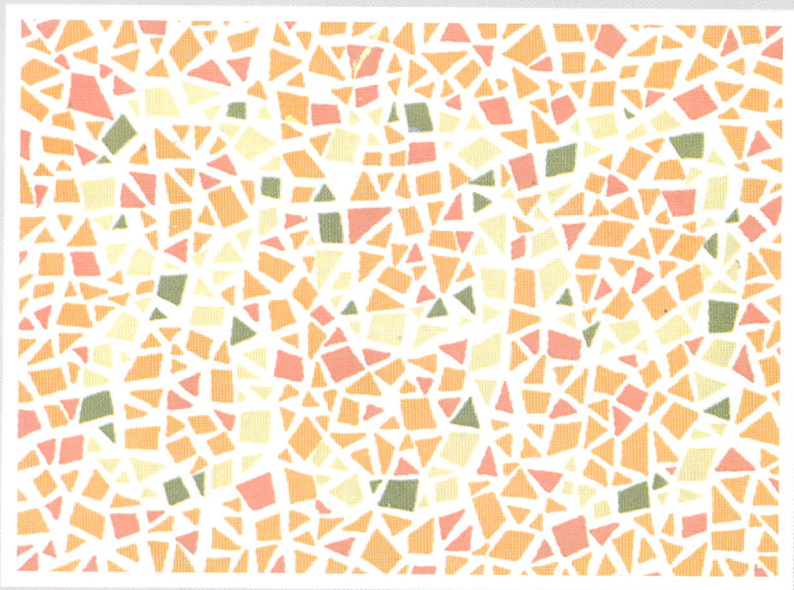

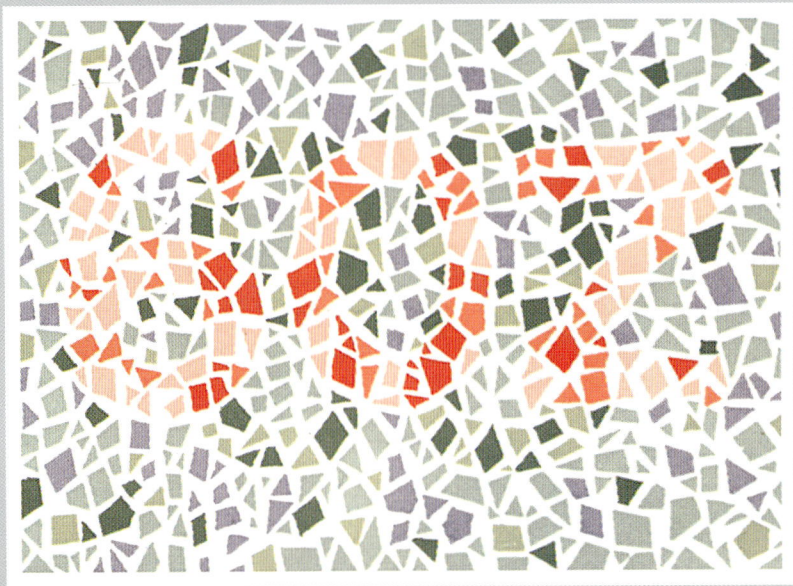

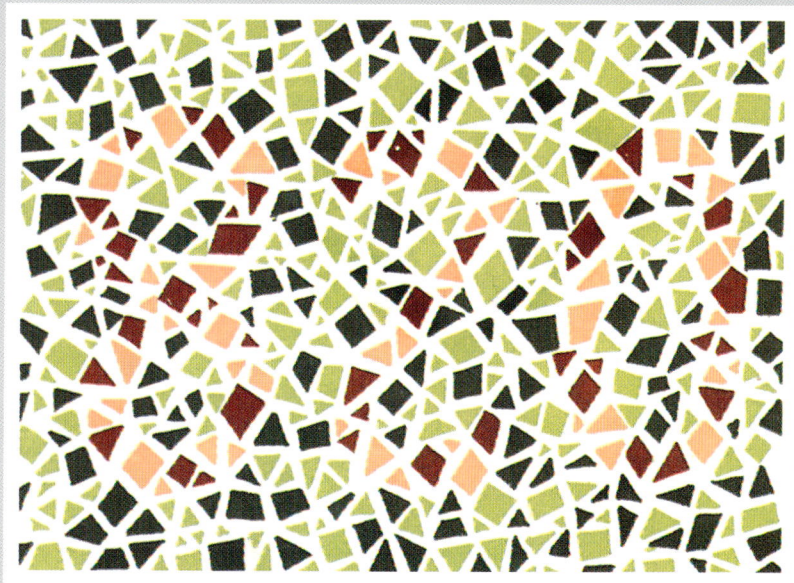

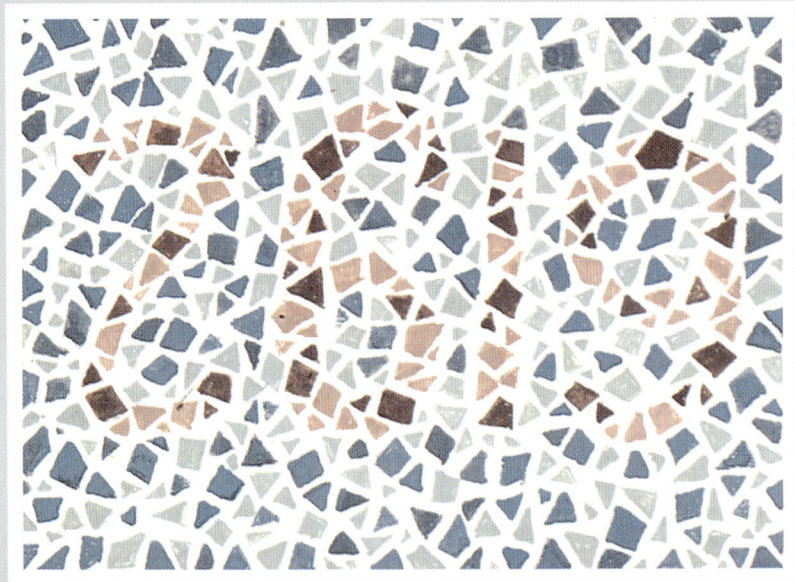

50

50

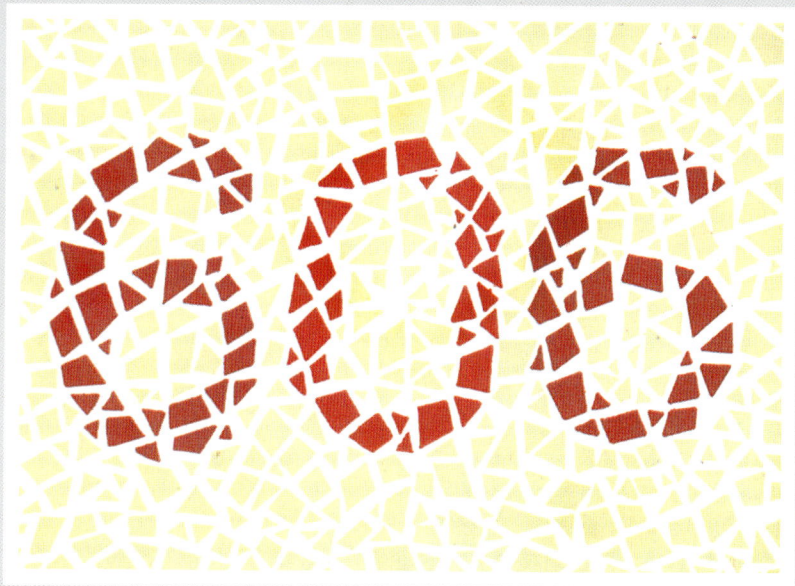

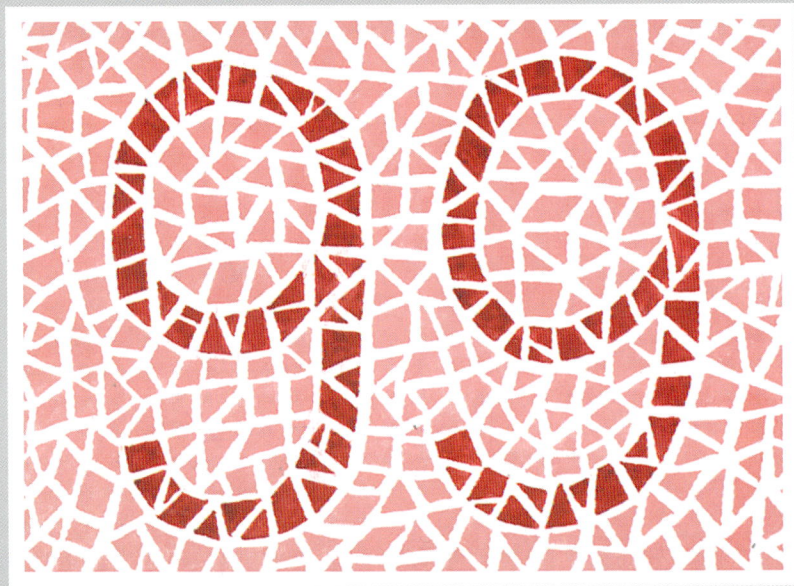

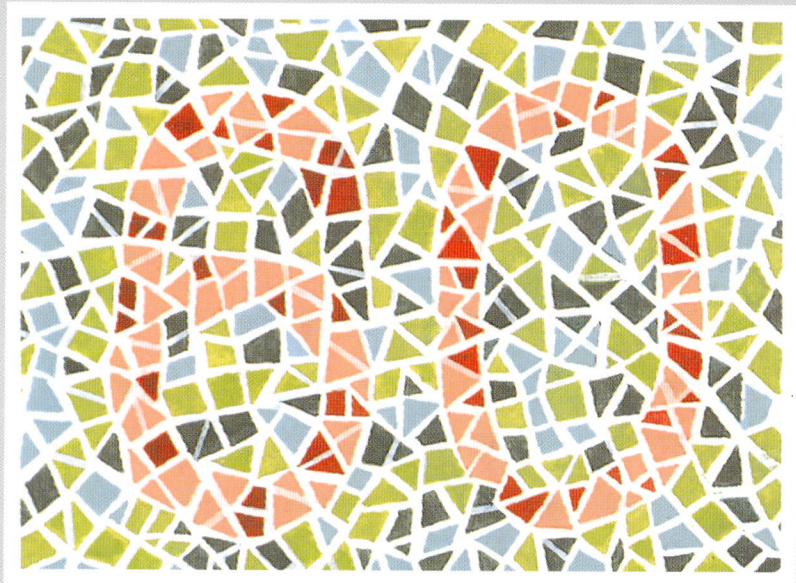

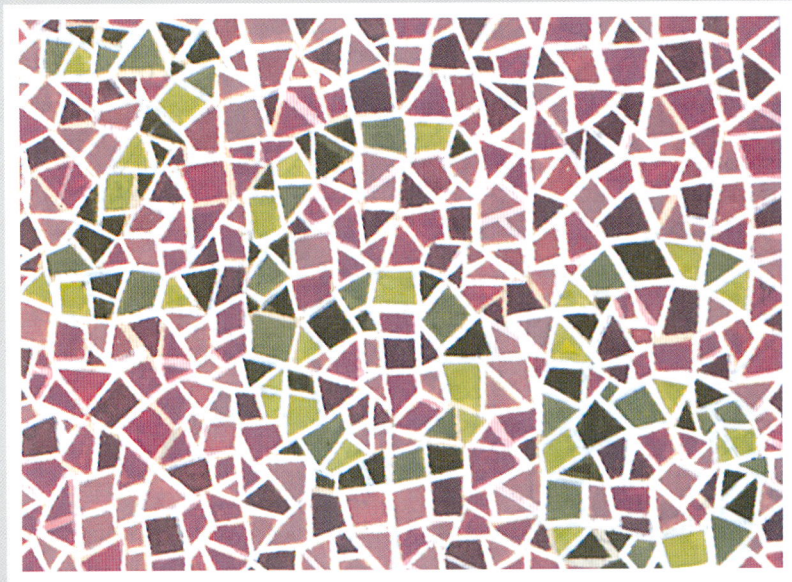

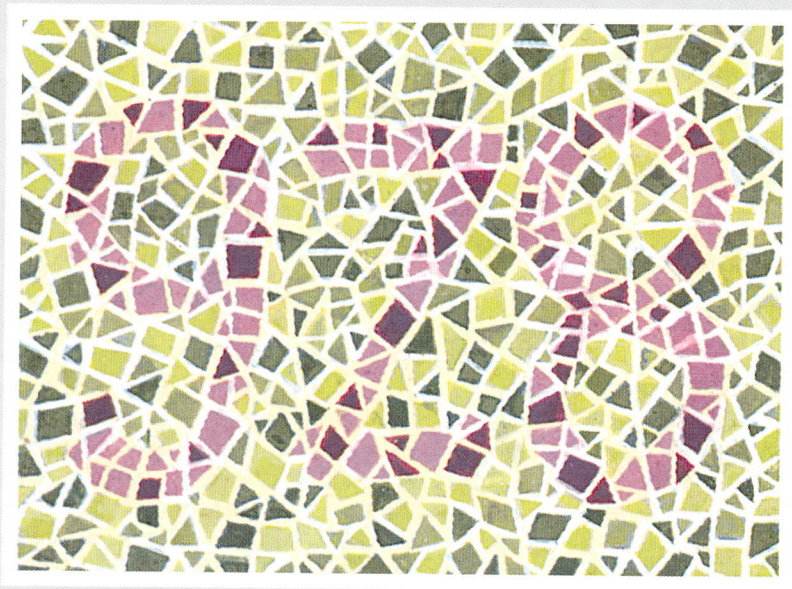

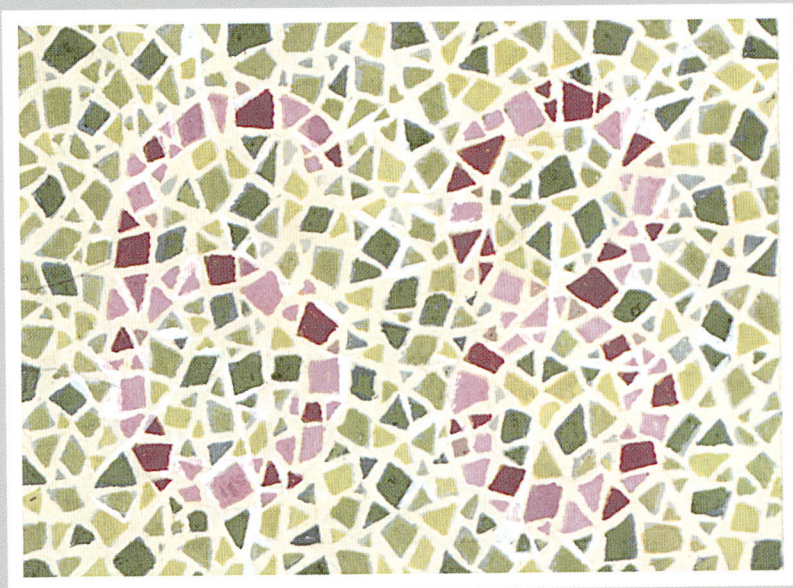

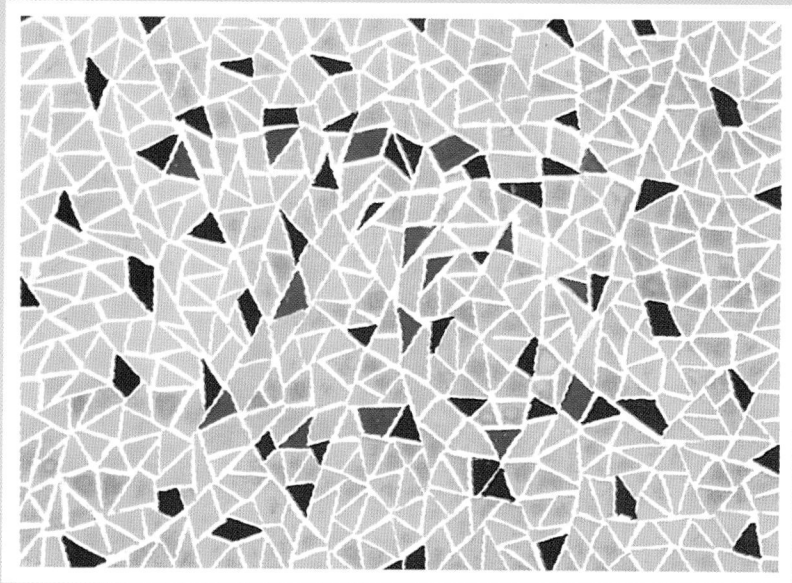

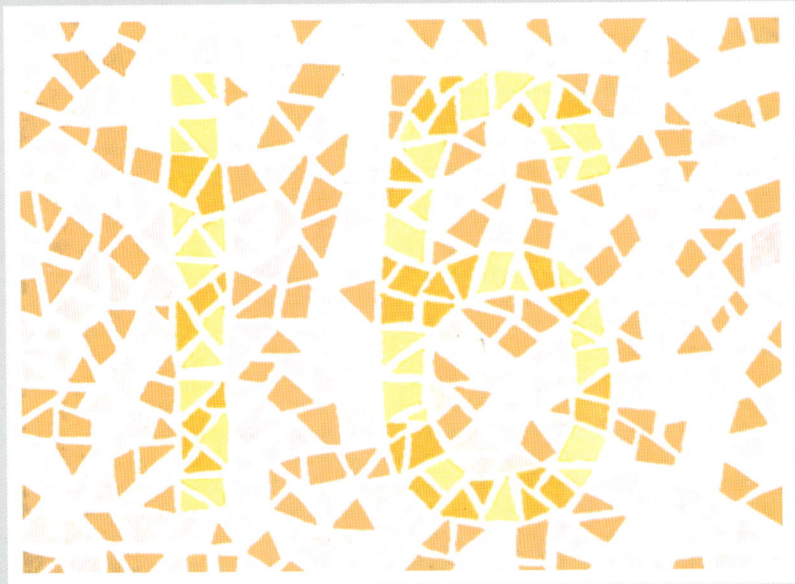

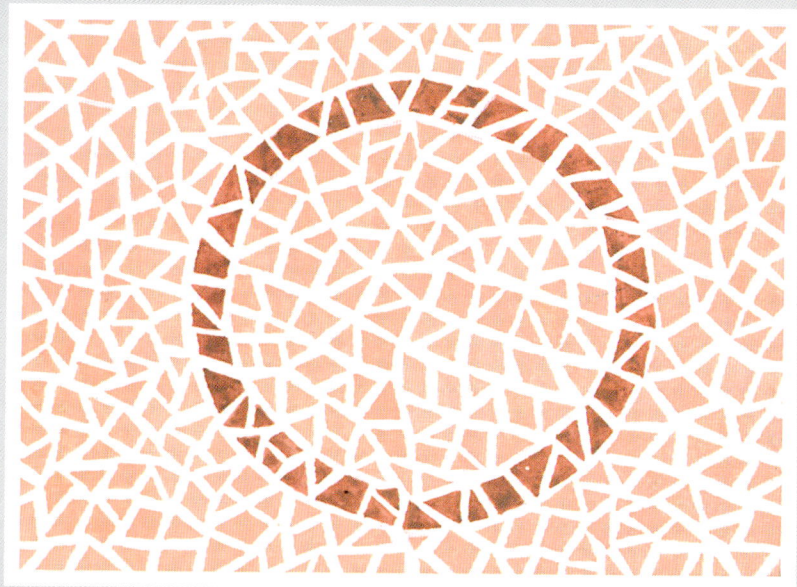

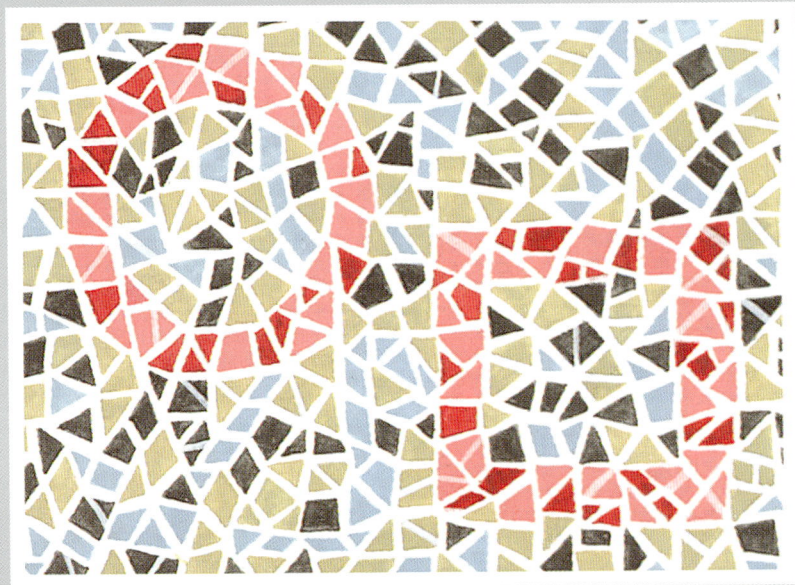

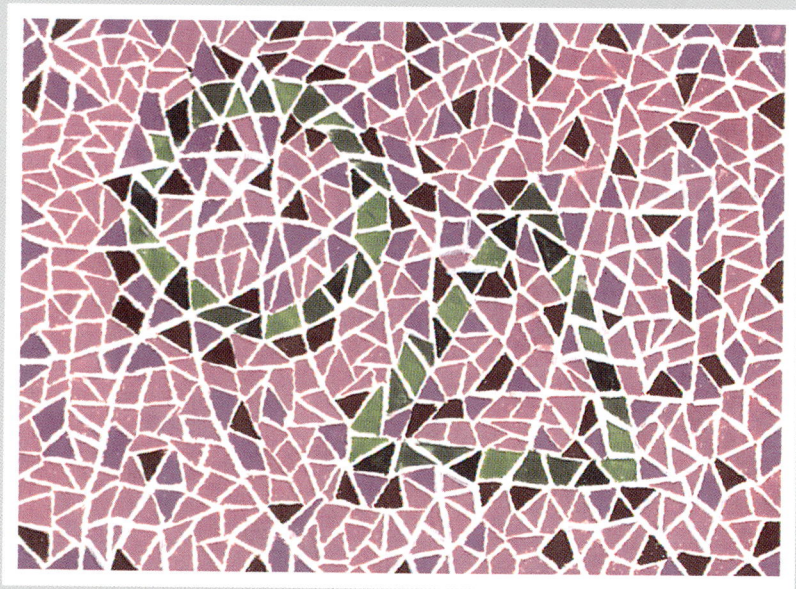

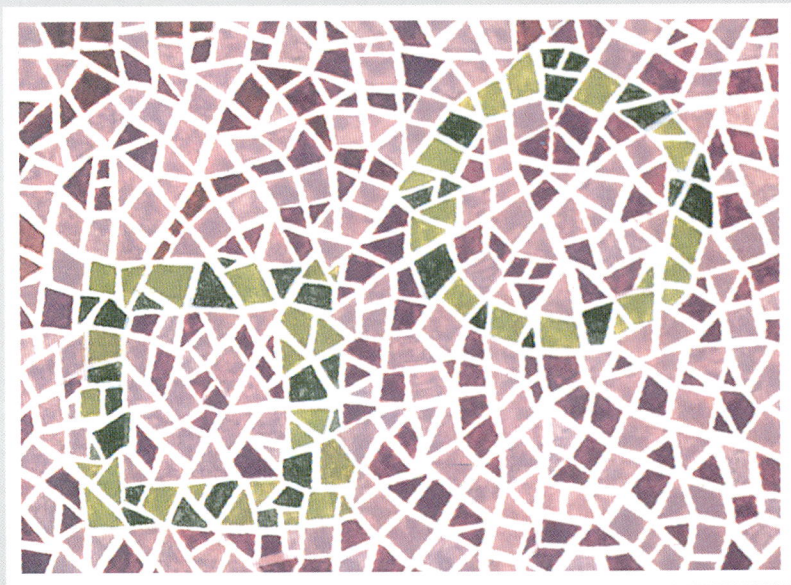

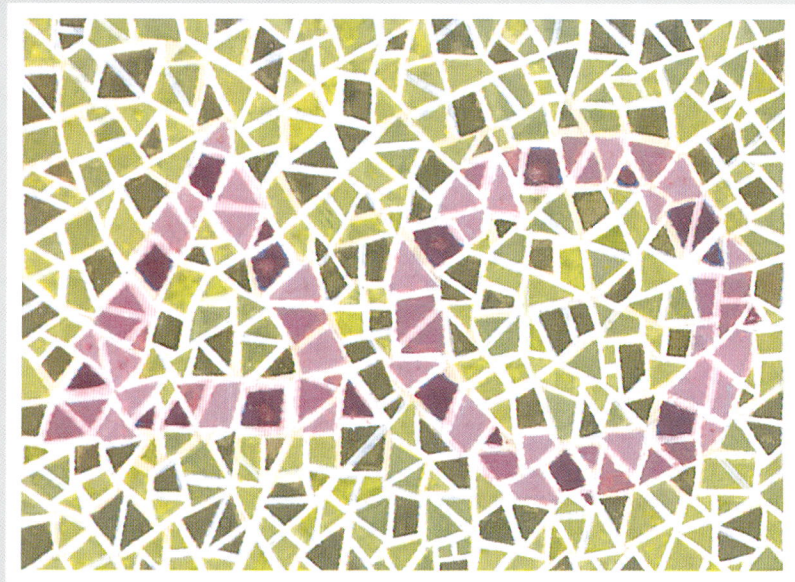

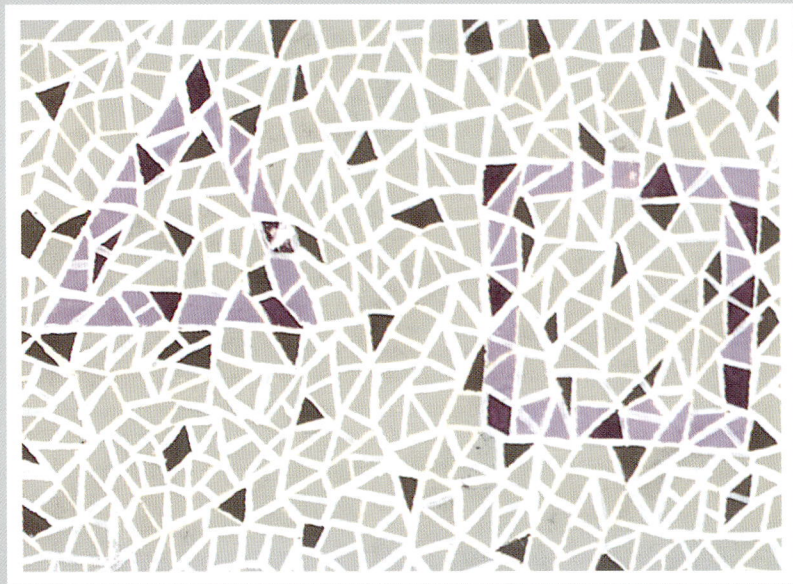

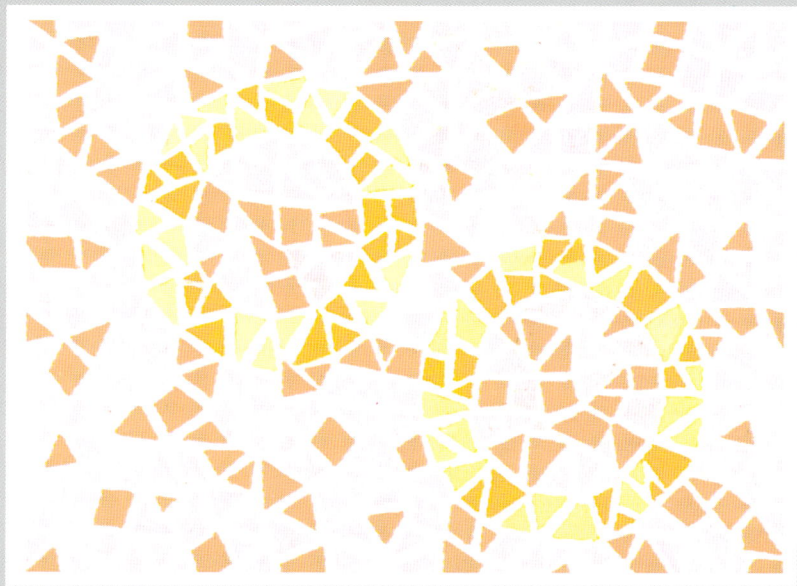

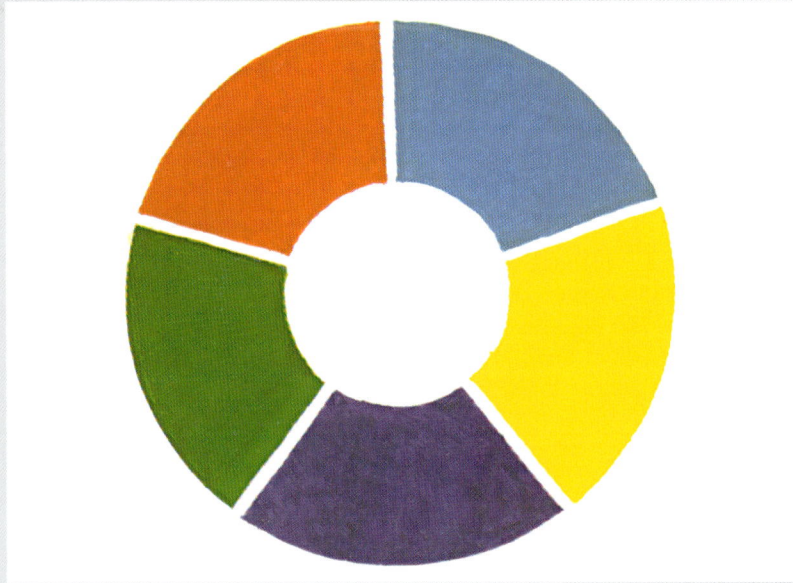

内 容 提 要

　　本图册为《色盲检查图》的第五版，原《色盲检查图》自 1958 年初版问世以来，在广大医务工作者的支持下，广泛用于各类体检，它的实用性和有效性得到广泛的认可。根据当前体检和临床工作需要，本修订版增添了丰富的新图并归类分为第 5 组。第 1 组图可供大规模快速检查之用；第 2 组图以简单的几何图形为特点，特别适合文化程度较低的成人和文盲体检用；第 3 组适合检查儿童；第 4 组为多位数字组，供对色觉有较高要求的职业人员体检时用；第 5 组为后天色觉检查图，适用于临床眼科医师、神经内、外科医师对眼底疾病和视中枢疾病的辅助诊断。

　　本书主要适用于各级眼科医生及体格检查医生。

10